Violaine

France Guillain
Photographies de Emmanuelle Sallustro

L'Allaitement

Questions-réponses pour que ça marche

la plage
éditeur

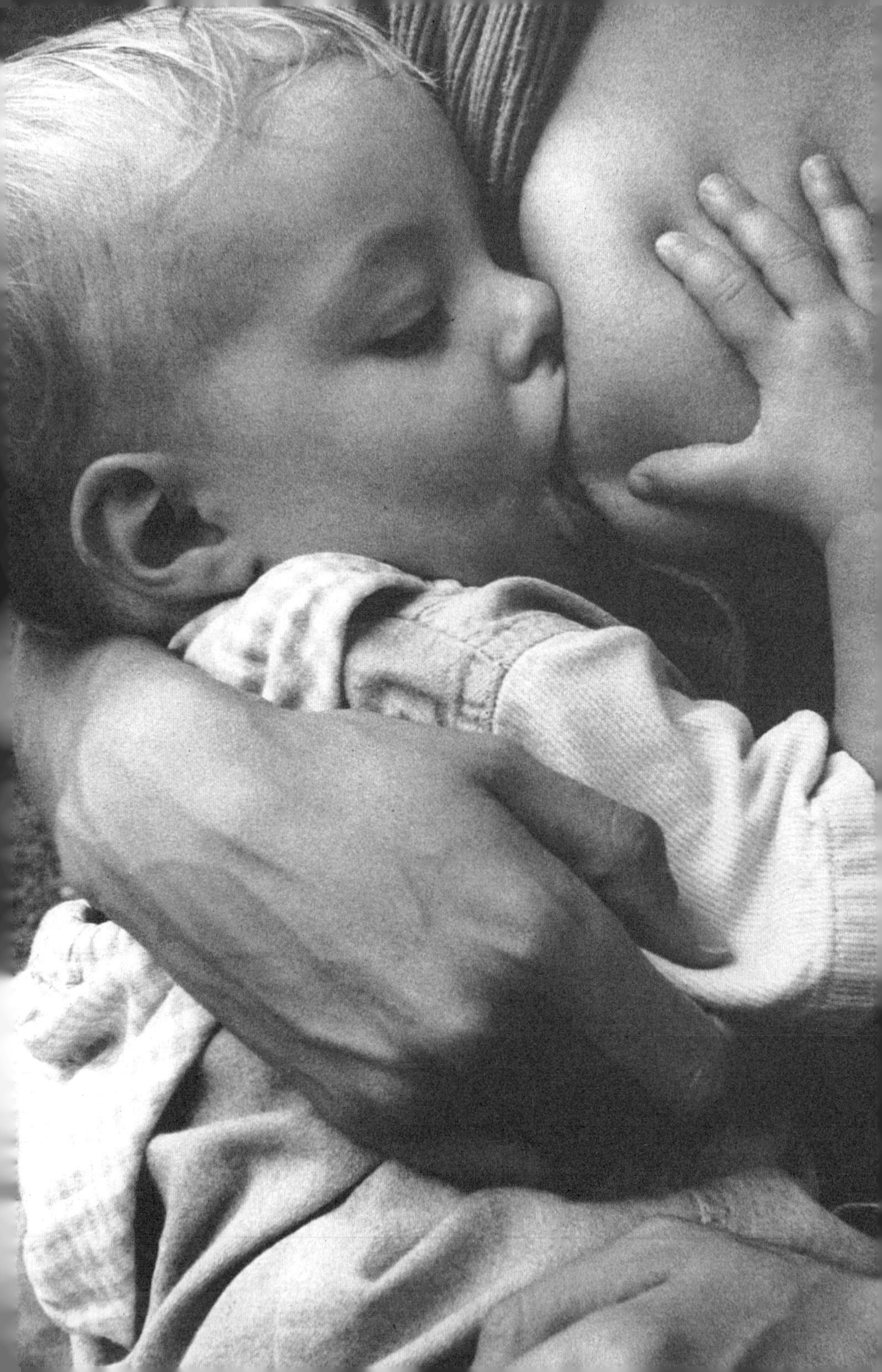

Sommaire

Introduction

En tout premier lieu, je tiens à bien préciser qu'il est évident que l'amour maternel ne se mesure pas à la manière de nourrir son enfant. Nous ne sommes pas des fonctions. Personne ne peut décréter qu'une mère qui allaite est une meilleure mère que celle qui n'allaite pas. Mais personne ne peut nier non plus que le lait maternel est le lait le plus adapté que la nature a prévu pour le bébé ; qu'il est en général plus facile, plus rapide de construire un lien d'attachement entre mère et enfant dans le cas de l'allaitement. Indéniable donc que le lait de la mère en bonne santé et nourrie correctement est le meilleur aliment pour le nourrisson et le bébé.

Mais la décision de l'allaitement maternel ne peut être qu'un choix fait par la maman et par elle seule. Lorsqu'en 1967, ma première fille est née, petite-fille et nièce de médecins, nombreux autour de moi furent ceux qui ne purent se retenir de me dire : « *France, avec toutes les études que tu as faites, tu te doutes bien que les laits artificiels, faits par des médecins, des chercheurs, des chimistes sont plus équilibrés et plus sûrs que le lait maternel qui contient d'ailleurs du DDT (un insecticide très toxique) et toutes sortes de déchets que ne contient pas le lait en poudre ! Au moins on connaît la composition des laits maternisés alors que l'on ne sait pas grand-chose de ton lait !* » ; « *En plus c'est un véritable esclavage !* » ; « *Ce n'est pas idéal pour le papa, il ne peut pas partager ça avec toi* » ; « *L'enfant a plus de mal à se détacher* ». Heureusement il y avait l'oncle Pierre, médecin en PMI depuis trente ans. Pour lui, il n'y avait aucun doute possible : le lait maternel faisait des bébés plus éveillés que les autres, jamais gravement malades, affichant pour la plupart une santé irréprochable. De plus j'étais une fille de la nature, j'avais

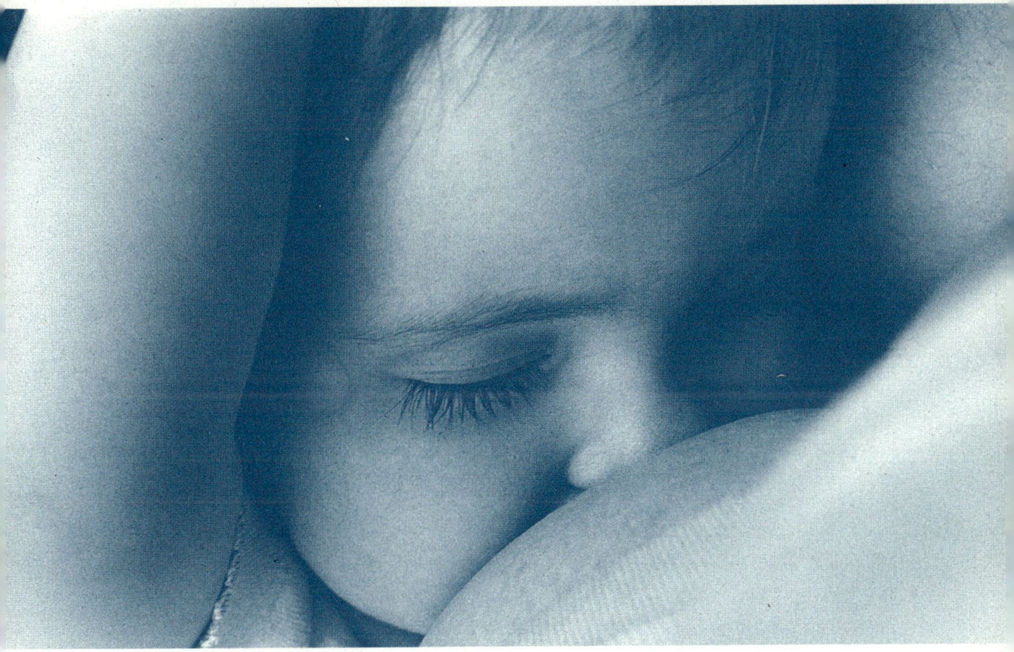

grandi en Polynésie, pays de ma famille tahitienne. J'avais une confiance inébranlable dans ce que je regardais comme mon instinct. J'avais toujours vu les Polynésiennes allaiter autour de moi, les bébés étaient magnifiques, éveillés, autonomes. Ils ne souffraient pas comme les petits Européens de tous ces maux que leurs mamans racontaient tous les jours, faisant état de leurs inquiétudes, de leurs nuits blanches, de leurs visites sans cesse chez le médecin : *« Et il m'a fait une diarrhée ! Et il m'a fait de la fièvre ! »* Comme si les bébés le faisaient exprès ! Elles ne voyaient pas la relation entre lait artificiel et faiblesses du bébé, le lait dit maternisé (en ce temps-là) coûtait cher et devait donc obligatoirement être meilleur ! J'étais convaincue qu'il était plus simple d'être pauvre et d'allaiter plutôt que d'être riche et de courir à la pharmacie.
De plus, chez « nous », les bébés ne suçaient pas leur pouce jusqu'à trois ans, ce qui me semblait un signe d'un bon équilibre ! Ils n'avaient pas non plus besoin d'un « doudou » à traîner partout ! Ils étaient suffisamment maternés. J'étais restée une sauvage absolument sûre de ses bonnes intuitions. Pour couronner le tout, j'embarquais alors avec mon bébé de 20 jours sur un petit voilier de 9, 50 m pour faire le tour du monde. Et j'étais sûre, certaine que rien de mal ne pouvait arriver à mon bébé tant qu'il serait au sein. *« Et si tu n'as plus de lait ?*, me demandait-on. *Si ton lait s'arrête ? »*. Je répondais, sûre de moi, que cela n'existait pas. Cela ne m'empêcha pas d'embarquer une provision de lait artificiel et d'eau en boîtes pour un an, mais jamais ma fille ne connut le biberon car je l'ai allaitée à travers les océans jusqu'à 18 mois. Le temps d'un demi-tour du monde à la voile. Cinq ans plus tard je recommençais avec Mareva, puis Aïmata, puis Moly et enfin Zoé, toutes allaitées entre un an et un an et demi. Les deux dernières l'ont été à Paris où l'on m'avait annoncé qu'à 40 ans et dans la vie trépidante de la cité, au sixième étage

sans ascenseur, ce n'était pas pareil, qu'avec le travail, les transports, les soucis, la pollution, je n'aurais pas assez de lait ou du moins je ne tiendrais pas très longtemps. Que nenni, j'avais 42 ans lorsque Zoé atteignit son seizième mois et malgré toutes les difficultés de la vie matérielle et familiale, j'étais infiniment soulagée de n'avoir jamais à préparer un biberon de lait (puisqu'elle mangeait déjà de tout bien sûr !) ou à me lever la nuit pour une angine ! Car une des merveilles qu'apporte le lait maternel, c'est que les bébés ne sont pas malades ou vraiment si peu que l'on ne se fait pas de souci pour leur santé. Pas de diarrhées, pas de constipation, l'essentiel est que la maman se nourrisse très bien, avec intelligence. Qu'elle mastique bien des produits frais, naturels !
Voilà comment j'ai passé près de sept années de ma vie à donner le sein, tout en menant une vie d'aventures à la voile autour du monde, tout en travaillant pour gagner notre vie. J'ai connu le bout de sein mal attrapé par le bébé, les crevasses, l'abcès au sein qui menace. J'ai connu aussi l'intoxication alimentaire qui m'obligea à ne pas donner le sein à mon bébé durant deux jours en plein milieu de l'océan Atlantique, loin de toute aide médicale. Le troisième jour, j'ai gardé mon bébé au sein toute la journée et toute la nuit, et le lait est remonté, ma fille avait à peine un mois. Mais rien de tout cela ne m'a découragée, les avantages de l'allaitement, ne serait-ce que l'organisation matérielle et le maintien de la santé du bébé me semblaient si importants que j'oubliais vite ces inconvénients.
Aujourd'hui, à la lumière de ce que la science a découvert sur l'allaitement maternel, je me réjouis d'avoir suivi mon intuition en totale confiance. Un bon conseil : n'attendez pas que la science ait démontré que vous aviez raison : suivez vos sentiments les plus tenaces ! C'est votre corps, c'est votre bébé, vous êtes celle qui sait le mieux ! Si vous n'en êtes pas convaincue, lisez l'Éloge des mères du Docteur Édwige Antier (Édition J'ai lu) !

Votre décision d'allaiter

Allaiter est un esclavage ?

J'ai toujours imaginé avec terreur tout ce que je serais obligée de faire si je donnais des biberons : gagner l'argent pour acheter le lait, les biberons, le stérilisateur et les produits stérilisants, chauffe-biberon, thermos, tétines et goupillons. Préparer chaque jour les biberons, laver, stériliser, faire chauffer, transporter dans des conditions parfaites d'asepsie. Prévoir absolument tout ce matériel pour les sorties, les soirées imprévues et au pied levé chez les amis, et que dire des randonnées ou des voyages à la voile ? Sans compter tout ce qui accompagne les biberons : diarrhées, constipation, rhumes, otites, etc.

Avec un bébé au sein, on peut tout faire, il suffit de prévoir quelques changes. Pas de nuits blanches pour des rhumes et des douleurs d'oreilles, pas de soucis parce qu'il a mal au ventre chez la nounou. Pas de crainte en période d'épidémie grâce aux anticorps. Vous avez envie d'aller au cinéma? Vous tirez un peu de votre lait et vous le confiez avec un biberon. Vous travaillez ? La plupart des conventions collectives vous donnent le droit de prendre une heure en milieu de journée pour aller faire téter votre bébé. Cette heure peut être celle de votre repas. Allaiter son bébé un an, cela ne signifie pas que vous serez en permanence avec lui. À partir de 7 ou 8 mois (et même avant), une tétée le matin et deux le soir suffisent, les autres repas étant constitués de légumes, de fruits, de patates douces ou de farines de qualité. Il est faux de dire que deux ou trois tétées par jour font vite tarir le lait. Il faut continuer de manger avec intelligence et surtout se reposer, dormir au lieu de reprendre trop vite le rythme d'avant la grossesse. C'est en dormant qu'on fabrique le plus de lait. Il faut s'obliger à s'allonger, même si l'on a d'autres enfants. Le

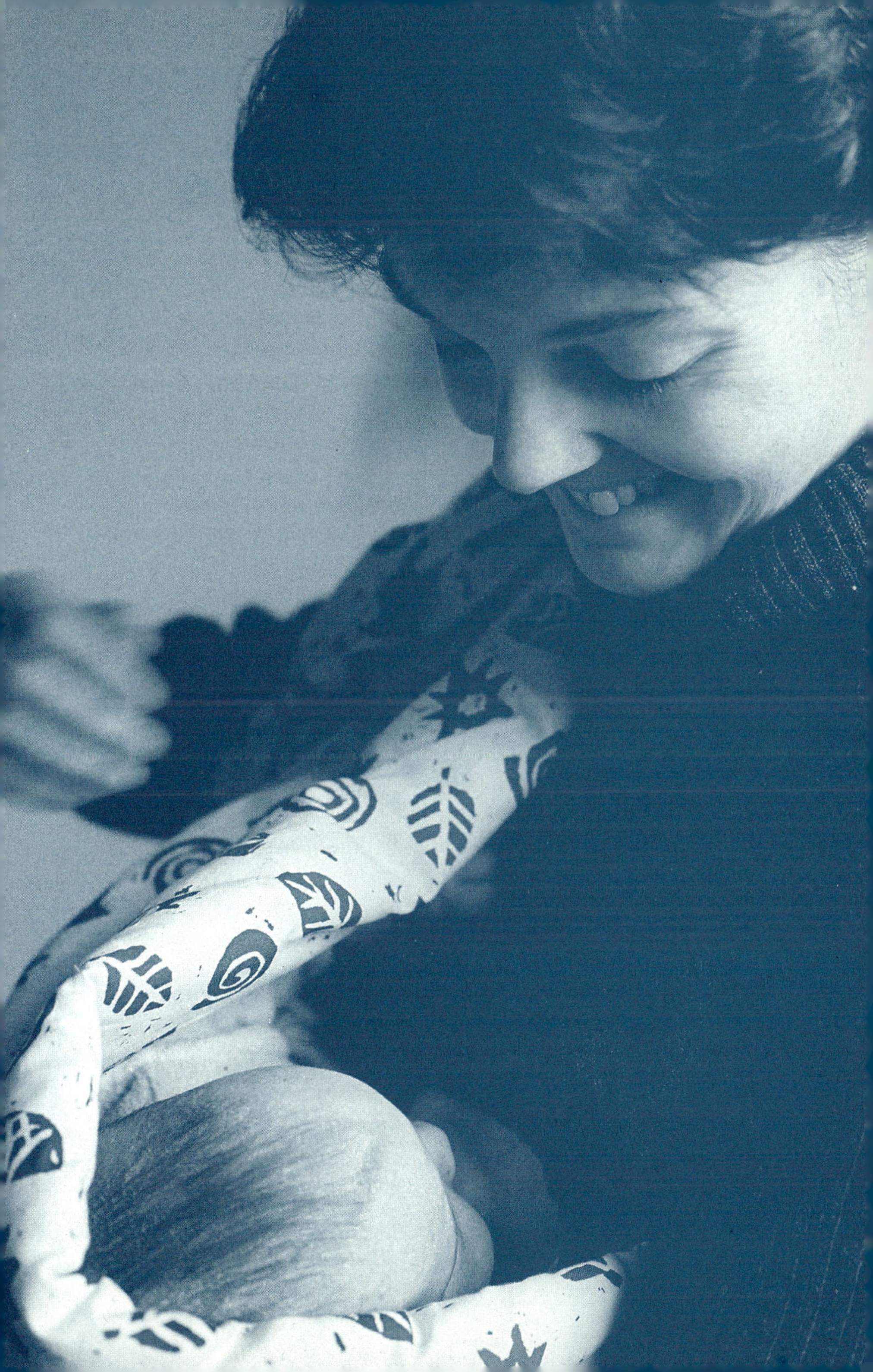

ménage peut attendre, le repassage n'est pas toujours indispensable. Notre liberté de choix est très grande. Vous dites qu'il faut être là à chaque tétée ? Si la nature l'a prévu ainsi, c'est que le bébé et sa maman en ont absolument besoin ! Le bébé a besoin du contact peau contre peau avec sa maman, contre les battements de son cœur. C'est dans cette sécurité-là qu'il prend la force pour devenir très vite autonome,de faire de longues nuits sans réclamer une présence, de longues nuits sans pleurer. C'est là aussi que la maman se rassure face à ses capacités de mère, dans celles de son bébé, qu'elle apprend à lui faire confiance, qu'elle puise la sérénité dont elle aura tant besoin ! Enfin, lorsque le bébé et la maman vont si bien, le père ne peut que se réjouir et participer avec plaisir au bien-être de tous.

Il faut souligner l'importance du rôle du père. Lorsque celui-ci accompagne, soutient avec amour l'allaitement de son bébé, la mère a beaucoup plus de lait et plus longtemps. Il la protège contre les réflexions stupides et ignorantes de l'entourage qui a bien souvent tendance à la décourager. Le père a un rôle majeur dans l'installation d'un bon allaitement et il a tout à y gagner, en premier lieu la reconnaissance de sa femme. Combien de fois ai-je entendu : « Heureusement que mon mari me soutient face à ce que me dit ma belle-mère, ce que me disent mes collègues ». En second lieu, il y va de la bonne santé de son enfant, de son éveil, de son intelligence, de sa vivacité. Il participe activement à la construction d'un noyau familial solide. Qu'est-ce qu'une année d'allaitement face à toute une vie ? Trois mois à plein-temps (une maman qui allaite peut obtenir un mois supplémentaire de congé), puis un allaitement où deux tétées (en milieu de matinée et en milieu d'après-midi) sont le lait de la mère donné au biberon avec une tétine spéciale à très petits trous les jours où elle travaille, le sein à plein-temps les autres jours. Enfin, lorsque le bébé commence à manger des fruits et des légumes, trois tétées puis deux par jour. Les femmes qui travaillent et y parviennent peuvent en témoigner. S'il est indéniable que les premières semaines ne sont pas faciles, il n'y a aucun doute que les femmes qui allaitent longtemps se sentent plus libres qu'avec des biberons. Un allaitement d'un an est donc possible en travaillant. Le droit à une meilleure organisation du travail, pour que celles qui le désirent puissent allaiter leur enfant un an sans avoir à subir des reproches ou autres conséquences néfastes dans leur profession, devrait être une priorité à faire valoir en descendant dans la rue !

Quels sont les avantages de l'allaitement maternel sur le plan pratique ?

Côté pratique, l'allaitement maternel n'a que des avantages. Le seul inconvénient généralement mis en avant est que la maman doit être là ! Mais avez-vous tellement envie de le laisser sans cesse à d'autres ? Votre bébé vient de passer neuf mois dans votre ventre : peut-il être séparé brutalement dès la naissance, posé dans une cage nommée berceau (dans les maternités, les bacs de plastique ressemblent à des boîtes de rangement !), nourri au biberon par n'importe qui, sans sentir, écouter le battement rassurant de votre cœur ? Loin de votre chaleur, votre voix et votre odeur ? Le lait maternel est gratuit, parfaitement adapté à l'enfant, il ne demande aucune préparation, aucun travail. Vous ne perdez pas de temps ni en achats de lait et eau, ni en préparation et stérilisation de biberons. Riche en anticorps, parfaitement sûr sur le plan nutritionnel, c'est le seul lait qui autorise l'aventure, l'improvisation, qui permet d'aller chez des amis les mains vides, avec juste un change. Il offre la possibilité de camper, il ne subit pas les coupures d'électricité, les grèves de transports ou tout simplement la panne de voiture !

Le lait maternel est toujours prêt, au chaud, il n'y a rien à préparer ni à stériliser, rien à acheter. Il ne demande pas de temps puisqu'il n'y a pas de préparation ni de lavage. Avec l'allaitement, on peut partir faire le tour du monde à la voile avec un bébé de 20 jours, passer ses vacances en Inde, le bébé ne risque rien. Quel bébé au biberon donnerait cette liberté dans des pays où la chaleur, l'eau polluée, la présence de germes dangereux exigent une vigilance extrême ?

Toutes les femmes sont-elles capables d'allaiter ?
Toute femme capable d'enfanter est capable d'allaiter. Certains facteurs donnent une bonne lactation, d'autres la défavorisent. Il n'existe pas de femmes qui n'ont pas de lait ou pas assez de lait, mais des femmes mal entourées, mal conseillées ou mal alimentées. La montée de lait peut prendre jusqu'à douze jours. Il est donc aberrant que l'on dise à celle qui doit quitter la maternité à trois ou cinq jours qu'elle n'a pas de lait ! En attendant, elle a du colostrum !
Remarque : de nombreux médecins commencent à s'alarmer du fait que les bébés quittent la maternité de plus en plus petits. « *L'Académie de médecine s'alarme du raccourcissement de la durée de séjour en maternité et la fréquence des sorties précoces. À Paris, 15,7 % des bébés sortent avant leur troisième jour, à Lyon ils sont près de 33 % !* »
4,1% des Français de moins d'un an décèdent chaque année. Ce qui, rapporté aux 797 000 bébés nés en 2004 fait 32 677 bébés décédés avant l'âge d'un an ! Non seulement la sortie précoce ne favorise pas l'allaitement car la montée de lait n'a pas toujours lieu dans les trois premiers jours, mais en plus les chances de survie des bébés sont diminuées !

Quelles sont les contre-indications à l'allaitement ?
Si vous êtes dans un état de grand épuisement, en dépression profonde ou très amaigrie, si vous avez été très malade durant la grossesse et que vous avez absorbé beaucoup de médicaments, il est probable que vous n'aurez pas envie d'allaiter et que cela vous épuiserait beaucoup trop. Il en va de même si vous êtes dépendant de l'alcool, d'une drogue ou d'un médicament. Dans ce cas, le bébé devra subir également un sevrage de ces substances durant le séjour à la maternité.
Par ailleurs, certaines maladies sont des contre-indications formelles à l'allaitement. C'est le cas de la tuberculose pendant l'infection, mais aussi du Sida. Une crise de paludisme juste après la naissance du bébé peut couper la montée de lait. Mais il existe des femmes qui ont réussi à faire remonter le lait après une telle crise.

Et si, tout simplement, on n'a pas du tout envie d'allaiter ?
Si vous n'avez pas du tout envie d'allaiter, que vous ne pouvez le faire qu'à contre-cœur, donnez le biberon. Chacun de nous a son histoire personnelle et personne n'est autorisé à vous reprocher votre décision. Il vaut mieux pour un bébé un biberon donné avec bonheur que le sein donné par obligation et à contrecœur ! Nous insistons sur ce point, c'est une décision qui ne regarde que la maman et elle seule. Tout ce que l'on peut vous conseiller, c'est de bien vous informer sur les avantages de l'allaitement maternel, ce qui vous permet de faire votre choix en toute connaissance de cause et avec une liberté totale.
Pour être honnête, on ne peut absolument pas affirmer que le lait artificiel vaut bien le lait maternel, que les différences sont minimes. C'est faux. Elles sont énormes tant sur le plan physiologique que pour ce qui concerne le développement des connexions (synapses) du cerveau du bébé. Les connexions

entre ses neurones, lorsqu'il est au sein se multiplient à chaque tétée car les saveurs sont toujours nouvelles, ce qui n'est absolument pas le cas avec le lait en poudre ! Mais chaque maman est libre de ses choix qui doivent être respectés pour le bien de la mère et de l'enfant.

Une femme qui ne veut pas allaiter manque-t-elle d'instinct ?
Le mode alimentaire, chez l'être humain comme chez tous les primates, n'est pas un instinct mais une compétence archaïque. Ces compétences peuvent être remplacées par de nouvelles compétences. Dans les pays industrialisés, avec la présence de biberons et de laits maternisés assurant la survie des bébés, les femmes peuvent perdre cette compétence si elles n'informent pas suffisamment leur cerveau des bienfaits de l'allaitement maternel. Cette information passe aussi par l'expérience vécue : votre mère vous a-t-elle allaitée ? Cela vous a-t-il été agréable ? Êtes-vous entourée de femmes qui allaitent ou au contraire de femmes qui n'y arrivent pas ou refusent de le faire ? Avez-vous lu des informations sur ce sujet ? Autant on ose affirmer aujourd'hui que l'instinct maternel qui conduit au maternage existe, autant il est difficile de dire que le choix de l'alimentation du bébé est un instinct. Nous sommes des êtres complexes et l'idée que nous nous faisons de nos actes influe sur le fonctionnement de nos hormones et donc sur la lactation.

Dans quel type de compétence se situe l'allaitement maternel ?

Nous avons trois types de compétences : l'instinct, les compétences archaïques et les compétences acquises. L'instinct est ce que nous savons faire spontanément et que nous accomplissons inéluctablement quel que soit notre environnement et sans l'avoir appris de nos parents. Selon le Professeur Jacquard, l'être humain a très peu d'instinct, ce qui lui a permis de s'adapter à des changements très importants d'environnement au cours des millénaires. Les compétences acquises sont par exemple lire, écrire, conduire sa voiture. Les compétences archaïques sont nos capacités de survie (manger, nous protéger des intempéries, etc..) dans un environnement donné. Lorsque l'environnement change, les compétences archaïques se mobilisent pour modifier le comportement et s'adapter au milieu. Selon les recherches des éthologues rapportées par le Docteur Aldo Naouri (*), l'allaitement maternel, chez les primates comme chez l'homme est une compétence archaïque. Il doit donc nous être enseigné ou montré. La sécurité alimentaire des pays industrialisés, en garantissant la survie des bébés, nous met donc dans la situation de choisir d'allaiter ou non.

(*) *L'enfant bien portant de zéro à deux ans*, Docteur Aldo Naouri, Éditions du Seuil

Halte aux idées reçues

Les laits « artificiels » sont aujourd'hui très performants !

Les laits artificiels sont fabriqués à partir de ce que l'on connaît du lait maternel (or on ne connaît pas tout) et de ce que les laboratoires sont capables de reproduire : on ne sait pas tout reproduire. Entre ce que l'on ignore et ce qu'il est impossible pour le moment de reconstituer, la déperdition entre le lait maternel et le meilleur des laits artificiels est immense. De nombreuses études faites en France, aux USA et en Nouvelle-Zélande montrent qu'en l'absence de lait maternel jusqu'à l'âge de dix mois, certaines zones du cerveau ne se développeront jamais. Bien sûr notre cerveau a de telles capacités que cela n'empêche pas un développement intéressant. Mais les faits sont là et l'OMS préconise aujourd'hui un allaitement au sein pour une durée d'un an (*). Le lait maternel est cru, il fait partie de ce que l'on nomme l'alimentation vivante chez les hygiénistes. Il n'est pas transformé en aliment mort par la cuisson. Sa composition varie au fil de chaque tétée, au cours d'une journée et toujours en fonction des besoins du bébé, ce qu'aucun lait en boîte ne pourra jamais apporter !

Le lait d'une femme est celui que la nature a prévu pour son bébé. Il a un volume et une composition qui ont été programmés par le bébé dès le sixième mois de grossesse. Il contient des hormones qui vont confirmer le sexe de l'enfant, le renforcer dans son identité sexuelle.

(*) Informations régulièrement répercutées par la revue Que Choisir.

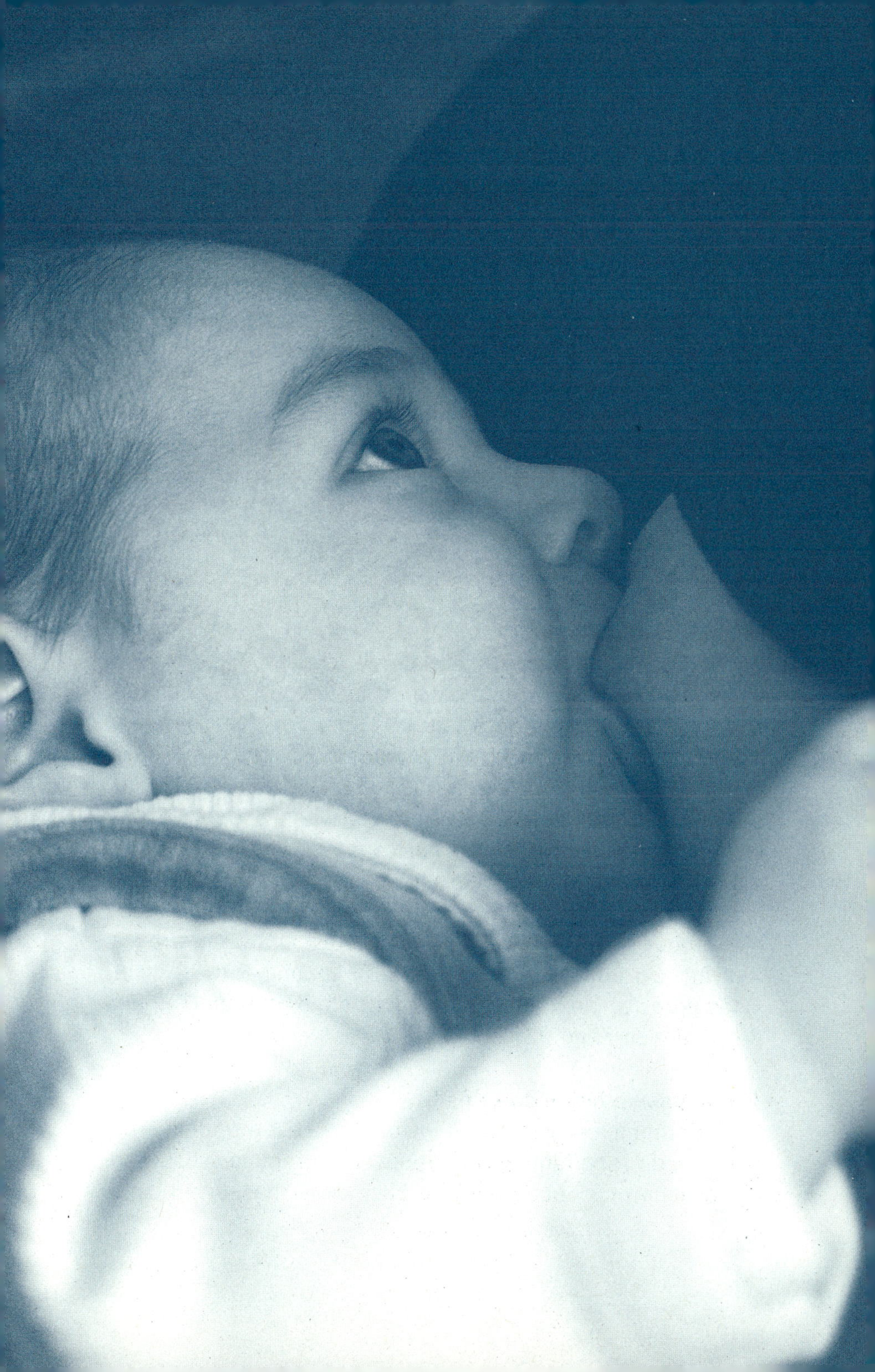

Tu as les seins trop petits pour allaiter !
La capacité d'allaiter et la quantité de lait produit n'ont rien à voir avec le volume initial des seins. Même les seins les plus « plats » avant la grossesse sont capables d'allaiter très longtemps. Autrefois, les femmes maories avaient une poitrine presque plate, or elles allaitaient leurs bébés trois ans. Observez dans la nature une jument ou une vache qui ne nourrit que son petit. Lorsqu'elles n'allaitent pas, leurs *seins* sont rétractés. Ils n'apparaissent qu'avec la grossesse et la lactation. Ensuite, ils se résorbent. Seules les vaches laitières sont tristement affublées d'énormes pis qui ne sont rien d'autre qu'une ptose mammaire et dont le poids du lait doit bien les faire souffrir !

Allaiter « abîme la poitrine »
L'allaitement n'abîme pas la poitrine. Cela peut se produire si vous vous alimentez mal, si vous ne portez jamais de soutien-gorge, lorsque vous faites du sport, que vous êtes en voiture ou en bus pendant la grossesse et l'allaitement ou lorsque vous menez une vie sédentaire. Les seins s'abîment aussi lors d'une fausse-couche ou si vous coupez le lait brutalement, à la naissance par exemple. Vous les mettez dans la situation d'une voiture qui passerait brutalement de la cinquième vitesse à la marche arrière. La meilleure technique pour garder des seins en bon état ou les raffermir à tout âge ou encore leur redonner du volume, s'ils se sont vidés après un an d'allaitement, consiste à pratiquer le bain dérivatif (voir page 92)

Je n'ai pas de bouts de seins !
Si votre mamelon vous paraît incomplet, il est tout de même capable de fonctionner. Vous pouvez, durant la grossesse le travailler en douceur avec le papa et le masser à l'huile

d'amandes douces. Enfin, on vend en pharmacie des « bouts de seins » qui peuvent suppléer les vôtres quelque temps jusqu'à ce que votre bébé puisse téter directement. Ces *bouts de seins* artificiels peuvent être en silicone ou en caoutchouc. Le caoutchouc est préférable. Ils peuvent aussi être utilisés pour protéger un bout de sein qui a été un peu abîmé par des premières mises au sein maladroites (voir page 89 au sujet des crevasses).

Il est obligatoire de porter soi-même un bébé pour pouvoir allaiter

S'il est vrai que toute femme qui enfante est capable d'allaiter (même si parfois elle est obligée de décider de ne pas le faire ou qu'une maladie lui coupe son lait), il peut arriver, mais très rarement, qu'une femme qui adopte se mette à produire du lait sous l'effet de la succion du bébé. On est obligé de supposer dans ce cas que le cerveau y joue une grande part, stimulé par un immense désir de maternité. Nous devons ajouter le rôle important que joue la demande du bébé.

Ma mère dit qu'elle a essayé mais qu'elle n'a pas pu...

Si votre mère n'a pas pu allaiter, c'est qu'elle était mal entourée ou bien malade. Ce ne sont pas des situations héréditaires. Pour vous protéger de la tentation d'abandonner trop vite l'allaitement car votre entourage ne vous y encourage pas, lisez tout ce qui peut vous aider, vous soutenir, appelez la Leche League (Voir coordonnées en fin d'ouvrage) de votre secteur ou une amie qui a allaité ses enfants avec bonheur. Il est très important, lorsque l'on allaite, de savoir que l'on peut appeler à tout moment une personne qui saura répondre à vos inquiétudes, vos doutes, vous conseiller si vous rencontrez des difficultés. Gardez donc ces numéros de téléphone toujours immédiatement accessibles.

Une amie me dit qu'elle a arrêté au bout de trois semaines parce que cela lui faisait trop mal !

La cause principale de douleurs au mamelon est due au fait que le bébé n'attrape que le bout du mamelon au lieu de l'aréole tout entière. Il faut absolument lui introduire toute l'aréole dans la bouche. Bien que certaines femmes n'éprouvent aucune difficulté, il est habituel d'avoir un peu mal aux seins au début, surtout pour un premier bébé. Des douleurs au mamelon peuvent en effet se manifester quelques semaines en diminuant notoirement peu à peu. Pour les bébés suivants, ce sera moins long. La situation est un peu comparable à ce qui se passe si vous faites de l'escalade en montagne, ou encore lorsque vous commencez un sport et que vos muscles sont endoloris au début. On peut aussi la comparer à ce qui se passe lorsque vous achetez de nouvelles chaussures et que vous acceptez d'avoir mal pour les « faire » à votre pied. Les premières semaines, il faut parfois vraiment « s'accrocher », mais la récompense ensuite est telle que l'on ne regrette rien. Enfin, si vous prenez soin de mettre l'aréole du sein entière dans la bouche du bébé, vous éviterez d'irriter le mamelon. Mais attention, si vos douleurs ne se limitent pas au mamelon, voyez la question sur l'abcès au sein page 94.

Il paraît que c'est fatiguant pour la maman

Avoir un bébé, même dans les meilleures conditions, demande beaucoup d'énergie et de travail. Donner la vie, l'aider à grandir exigent des efforts du corps et de l'esprit qui réclament des temps de détente et surtout de sommeil. On ne conseillera jamais trop à une maman qui allaite de ne jamais manquer une occasion de s'allonger pour dormir vingt minutes ou se reposer. Lors des cadeaux de naissance, il est judicieux d'offrir à la maman des heures de femme de ménage pendant quelques semaines ou bien au moment où elle doit reprendre

son travail. Par ailleurs, la pratique de techniques naturelles comme les bains dérivatifs (voir page 92) permet de récupérer de l'énergie très vite. Il faut être bien conscient que la période la plus fatigante se situe dans les trois premiers mois. Ensuite allaiter devient une habitude et il est dommage que tant de femmes arrêtent juste au moment où cela devient un plaisir, par crainte d'être trop fatiguées durant tout l'allaitement.
Attention ! Ne programmez pas « votre fatigue ». Si le matin au réveil vous dites *« Victor m'a réveillée trois fois cette nuit, je vais être fatiguée »*, c'est sûr, vous le serez ! Ayez plutôt le réflexe poche de gel (voir page 92 : le bain dérivatif) dès le réveil, vous récupérerez très vite ! Réjouissez-vous d'avoir un beau petit Victor ! La vie est ainsi : certains trouvent la bouteille à moitié vide, les autres la trouvent à moitié pleine. C'est la même bouteille ! Selon notre perception de la vie, elle peut être passionnante ou épuisante. Le choix est entre nos mains !

On me dit que je n'arriverai plus à me détacher de mon enfant

Des milliards d'enfants sur la terre sont allaités plus d'un an et deviennent plus vite autonomes que les bébés *biberons-tototes* que l'on voit dans les pays industrialisés, traînant derrière eux un *doudou-chiffon* lamentablement sale et effiloché ! *L'objet transitionnel* défini par Monsieur Winnicott semble être l'apanage des bébés qui ont besoin de se rassurer. Un bébé allaité par sa maman est si bien sécurisé qu'il n'a pas peur de la perdre. Quant à la maman, son besoin de maternage est si bien comblé qu'elle aura plus de facilités à laisser son enfant partir vers les autres, s'attacher à une nounou, à la maîtresse d'école ou à ses grands-parents. Plus de facilités aussi à laisser son enfant devenu adulte organiser sa vie à sa guise !

Mon pédiatre m'a dit que les mères « qui allaitent au-delà de trois mois sont des jouisseuses » (sic !)

1 • Ce monsieur est-il jaloux ou furieux de n'avoir aucun pouvoir sur cette mère et son enfant ?

2 • Il doit retourner à ses chères études

3 • Il s'exprime mal car si allaiter est un vrai bonheur, cela n'a vraiment rien à voir avec le sexe !

4 • Conseillez-lui de lire *l'Éloge des mères* du Docteur Edwige Antier ! Certains chapitres sont écrits pour lui !

On me dit que c'est très animal, bestial

Pas plus que de faire des bébés !

Le lait maternel « c'est dégoûtant, ça a mauvais goût ! »

« C'est pour ça que les bébés préfèrent le biberon ! » Tout d'abord le lait maternel convient aux bébés et pas aux adultes ! Normalement, notre cerveau, grâce au noyau *accumbens* nommé aussi Nac, nous fait trouver bon ce qui est nécessaire pour nous ! Il nous donne le dégoût de ce qui est dangereux ou non approprié. Il est donc normal que nous ne soyions pas attirés par cet aliment. Ensuite, les bébés *préfèrent* le biberon parce qu'il coule tout seul, sans effort et que le lait artificiel est trop sucré, ce qui est une véritable drogue pour le cerveau, démolit le pancréas, favorise l'obésité et le diabète. Enfin, ceux qui s'expriment ainsi sur le lait maternel n'ont probablement jamais goûté celui des mamans qui s'alimentent bien. Celles qui ont une alimentation saine ont un lait blanc, crémeux et légèrement sucré. Leurs bébés peuvent passer du sein à la cuiller et même au biberon de lait bio (non sucré) pris avec une tétine spéciale à trous très petits, ils reviennent au sein sans problème, avec plaisir, et ceci jusqu'à 18 mois. Même si leur mère est empêchée pour leur donner le sein durant huit jours, ils y reviennent parce que c'est « bon », ce lait est délicieux. Je me souviens avoir goûté mon lait au lendemain d'une énorme salade de fraises accompagnée de purée d'amandes et de miel. Le lait était légèrement rose et très sucré. Mangez de bons mets et votre lait sera exquis ! cela dit, bien des mamans répugnent à goûter leur propre lait, car dans l'inconscient collectif, on ne goûte pas ce qui sort du corps. En général, l'idée que notre bébé le boit et s'en régale permet de surmonter une légère répulsion si elle existe. De toute façon, ce n'est pas un lait de vache, mais de maman !

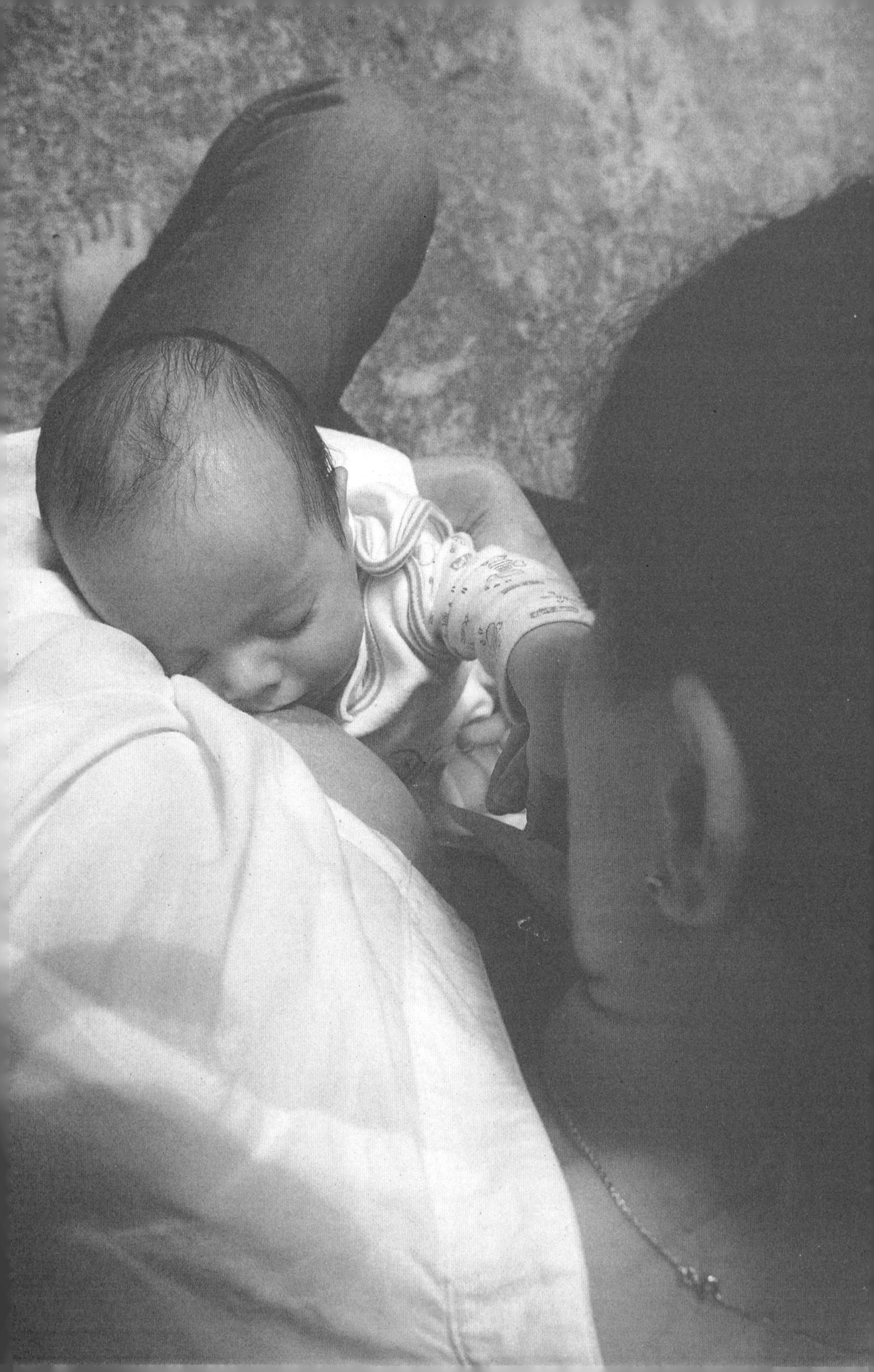

Physiologie de l'allaitement

Que contiennent mes seins à la naissance ?
Le colostrum. Il précède la montée de lait. De couleur jaune et de consistance un peu épaisse, il est indispensable au nouveau-né pour le débarrasser du méconium et préparer l'intestin. Votre bébé ne doit boire que le colostrum : il suffit de donner un seul biberon de lait en poudre à la naissance pour perturber pour des années la formation de la flore intestinale. Le colostrum opère un nettoyage de l'appareil digestif du bébé, prépare ce dernier à la venue du lait maternel. En outre, il contient de nombreux anticorps qui protègent le bébé.
Les seins peuvent ne contenir que du colostrum pendant douze jours. En moyenne, la montée de lait se fait au bout de cinq jours. Mais il n'y a pas lieu de s'inquiéter si elle ne s'est pas faite dans les huit jours, dès l'instant que le colostrum est présent.
Les bienfaits du colostrum sont tels que le minimum à accomplir, si l'on ne veut pas allaiter, est de le donner à son bébé. Mais il ne faut pas croire que c'est suffisant ! C'est seulement bien mieux que rien !

Quand et comment se fait la montée de lait ?
La montée de lait se fait entre trois et douze jours après la naissance du bébé. Elle est souvent accompagnée d'une légère élévation de la température, la maman a chaud, transpire énormément. Prévoyez des t-shirts géants que vous changerez plusieurs fois par jour. Les seins gonflent et se tendent, ils peuvent être douloureux. Pour les soulager, vous mettez des compresses d'eau chaude (gant de toilette imbibé d'eau très chaude) et faites sortir un peu de lait en appuyant avec le gras des doigts et en douceur sur l'aréole du sein. Ne gardez surtout pas des seins douloureux et engorgés en restant stoïque,

demandez conseil à la sage-femme, n'hésitez pas à l'appeler.
La manière la plus simple de régler rapidement ces problèmes d'engorgement est de faire ce qui convient le mieux à un bébé au sein : le faire téter à la demande, sans se soucier des horaires, excepté le temps nécessaire à votre repos. Gardez bien à l'esprit que ce bébé est le vôtre, pas celui de la maternité. Que vous êtes la mieux placée avec lui pour savoir ce dont il a besoin. Le personnel médical est payé par vos cotisations sociales, il est donc à votre service. C'est avant tout à vous, la maman, que vous devez faire confiance. Il est déplorable qu'à une époque où tout le monde est pressé, où l'on exige que tout se fasse vite, on ne laisse pas toujours aux mères le temps de voir monter leur lait avant de les culpabiliser en leur disant qu'elles n'ont pas de lait ou qu'il est insuffisant, et qu'il vaut mieux donner le biberon. C'est ignorer que la montée de lait se fait exactement lorsque le bébé en a besoin, que c'est lui qui la programme tout comme il le fait pour la quantité et la composition de ce lait au fur et à mesure.
Ce ne sont pas les adultes autour du bébé qui ont la maîtrise de l'allaitement, mais le bébé en accord, en harmonie avec sa mère. Plus ces deux-là s'arrangent selon leurs besoins réciproques et plus l'allaitement est aisé et agréable. Le mieux est alors de les entourer d'affection et de confort et de leur faire confiance.

Comment le lait est-il produit ?

Dans l'état actuel de nos connaissances, il est dit que le lait est produit sous l'influence d'une hormone nommée la prolactine. Il semble qu'au sixième mois de grossesse, le fœtus envoie à la mère une hormone qui organise la commande de lait pour trois ans.
Durant les premières semaines du nourrisson, en particulier pour le premier enfant, le lait est produit en abondance et vous

devrez vous soulager de temps à autre en le tirant manuellement. Il suffit d'une légère pression sur l'aréole du sein avec le gras des doigts pour projeter le lait à un mètre ! Après quelques semaines, les montées de lait se produiront spontanément au moment où le bébé aura faim. Même si vous n'êtes pas dans la même pièce et que vous ne pouvez pas entendre votre bébé, vous serez avertie qu'il se réveille par la montée de lait. Cette situation sera beaucoup plus confortable. Les femmes qui ont allaité longtemps peuvent en témoigner. La capacité de synchronisation maman et bébé est remarquable. Elle supprime les inconvénients de seins qui gonflent ou débordent !

Quelle est la composition du lait maternel ?
Le lait maternel contient tous les éléments qui vous sont décrits sur les boîtes de lait artificiel mais dans des proportions qui correspondent exactement à ce dont votre bébé a besoin pour cette tétée, à cette heure, à cette saison. Protéines, glucides, lipides, sels minéraux, vitamines et acides gras essentiels. Mais votre lait contient beaucoup plus encore ! Il contient les vitamines naturelles C, D et A, mais aussi des acides gras très rares, qui n'existent que dans le lait maternel et que l'industrie est incapable de reproduire. Ces acides gras jouent un rôle capital et irremplaçable dans le bon développement du cerveau.
Votre bébé n'a donc besoin d'aucun supplément de vitamines ni de jus de fruits. C'est à vous de consommer ce qu'il faut de fruits frais de bonne qualité, de légumes bios, de graines oléagineuses crues ni salées ni grillées (amandes, noix, noisettes, cajou, noix de coco, etc.) et de céréales complètes (couscous, blé, riz, pain, etc.). Outre ces acides gras très rares, il contient des anticorps que le lait artificiel n'apporte pas. Les proportions de protéines, de matières grasses changent au cours de la tétée et au fil de la journée.

Si vous vous alimentez mal, votre bébé, lui, ne manquera de presque rien : il puisera dans vos os le calcium, le phosphore, dans vos muscles et votre sang les minéraux nécessaires. C'est vous qui risquez alors d'avoir des carences. Si vous vous alimentez bien, vous serez deux à en tirer profit.
C'est pourquoi vous devez avoir une alimentation de qualité. Si vous choisissez des aliments de culture biologique riches en nutriments et que vous mastiquez parfaitement, votre lait sera épais, bien blanc, sucré et savoureux. Non seulement votre bébé se délectera, mais en plus vous serez très belle et en bonne santé. Plus vos aliments seront complets et bien mastiqués, mieux votre bébé dormira la nuit et espacera les tétées. Isabelle L. de Briançon, a remarqué que lorsqu'elle passe une semaine chez ses beaux-parents qui ne mangent ni complet ni bio, sa fille de 4 mois tète deux fois plus, se réveille la nuit pour réclamer et le lait est clair. Dès que la mère reprend son alimentation plus riche, le bébé dort toute la nuit et tète moins souvent : le lait est épais et très blanc.
Le seul complément indispensable est le bain de lumière solaire, la peau nue. Pour fixer correctement la vitamine D, le corps de votre bébé, tout comme le vôtre, a besoin de recevoir directement la lumière solaire sur la peau, sans crème de protection. Attention, il s'agit de lumière soleil, pas d'exposition dangereuse, limite criminelle pour les bébés sur les plages en été ! Il faut exposer le maximum de la peau du bébé à la lumière solaire de l'hiver, de l'automne, du printemps, mais aussi le matin et le soir en été. Les UV doivent pénétrer l'épiderme, traverser le derme et atteindre les os. Ceci doit être fait sans mettre de lunettes de soleil au bébé, mais un petit chapeau en coton lui apportera de l'ombre sur les yeux. Son cerveau doit pouvoir analyser la quantité d'UV qu'il y a dans l'atmosphère afin d'envoyer sous la peau les graisses fluides nécessaires à la fabrication de la vitamine D (et à la destruction du mauvais

cholestérol pour ce qui concerne les adultes). Le problème aujourd'hui est que les bébés portent tous des combinés qui leur enferment même les pieds ! Avez-vous déjà essayé de vivre une journée dans une combinaison qui vous enveloppe les pieds, aussi étanche à l'air que peut l'être un combiné ? Faites l'essai, cela en vaut la peine pour comprendre ce que peut vivre un bébé pendant ses premières années. Il y a vraiment là de quoi s'énerver, s'agiter et piquer quelques colères de temps en temps !
Là où les parents voient l'assurance que le bébé ne prendra pas froid, il y a peut-être pour le bébé une terrible sensation d'emprisonnement du corps, des orteils, une chaleur à laquelle aucune partie du corps ne peut échapper, l'impossibilité de jouer à volonté avec ses pieds, ses orteils. N'avez-vous jamais éprouvé le besoin de soustraire vos pieds à la chaleur de la couette ou de la couverture et du drap ? Il serait temps d'y réfléchir et de fabriquer plus de ces combinés qui laissent les pieds libres ! Que le bébé puisse sentir le contact direct de ses jambes, de ses pieds, de ses orteils avec la peau de sa maman, de son papa ! Depuis plus de vingt ans, nos bébés, nos enfants n'ont plus jamais (ou si rarement !) les jambes à l'air. Cela commence par les combinés, viennent ensuite les collants, les joggings, les pantalons et l'on se trouve de plus en plus avec de jeunes enfants aux os si fragiles que la moindre chute leur brise le bras ou la jambe. À un âge où ils devraient être souples et élastiques. Tout cela parce que les parents ont peur que leur bébé, leur enfant prenne froid par les jambes ! Personne n'a jamais pris froid par les jambes ni par les fesses ! Il y a encore quarante ans, tous les garçons et les filles allaient en classe jusqu'en seconde avec des culottes courtes, des jupes plissées et des chaussettes. Les dames portaient des bas et des porte-jarretelles qui leur laissaient les cuisses et les fesses au frais. En Allemagne, en Autriche, dans les mon-

tagnes françaises où les hivers étaient longs et rudes, il en était de même. On rencontrait même des enfants qui jouaient pieds nus dans la neige. Les Français consommaient en ce temps-là deux cent vingt fois moins de produits laitiers qu'aujourd'hui et les os étaient en meilleur état, l'ostéoporose plutôt rare. Dans les pays de soleil comme l'Afrique, l'Inde, la Chine où l'on ne consomme pas de produits laitiers (ou très peu) et où l'on prend le soleil sur la peau, l'ostéoporose est très rare. Ceci a été mis en évidence lors d'un congrès international de l'OMS (Organisation mondiale de la santé) en 2002.
En conclusion : si vous vous alimentez correctement, si vous mastiquez lentement pour permettre au cerveau de prévenir vos cellules de l'arrivée des nutriments qui entrent dans le corps afin qu'elles puissent les fixer, vous n'avez aucun complément alimentaire ou vitaminique à donner à votre bébé. Pensez par contre à lui faire faire une promenade dehors deux heures tous les jours, les jambes à l'air. Une barboteuse en laine et des petits chaussons tiennent un bébé très au chaud, le bébé agite ses jambes libres, fait de l'exercice et reçoit la lumière directe. Notre corps a besoin de la lumière solaire directe sur la peau tous les jours et surtout en hiver au même titre qu'il a besoin d'eau ou de nourriture. Si votre bébé est très doré et surtout bien bronzé, le soleil lui est encore plus indispensable. Si vous vivez dans une région qui manque d'ensoleillement, il faut alors le complémenter en vitamine D car la couleur foncée de la peau est un barrage naturel aux UV.

La composition du lait est-elle toujours la même ?

Non, cette composition change non seulement au fil de la tétée et de la journée, mais elle évolue chaque jour avec la croissance et les besoins du bébé. Il est donc faux de dire qu'à 3 mois, le lait de la mère devient insuffisant ! C'est pourtant ce qu'osent affirmer certains médecins que dénonçait

déjà Françoise Dolto.
La seule manière de s'assurer que la quantité est la bonne, c'est de prélever le lait au début, au milieu et à la fin de chaque tétée, de répéter l'opération durant une semaine. On analyse et on fait une moyenne. Pour la maman, il est beaucoup plus simple de se fier à l'aspect du bébé, à son poids, à la fréquence des tétées et à la longueur des nuits de l'enfant. Un bébé vif, heureux, tonique, dont le poids progresse régulièrement, qui tète toutes les trois heures et dort six heures la nuit est un bébé bien nourri. Sachez que les bébés allaités par leur mère grossissent un peu moins que les autres à partir de trois mois. Il ne faut pas s'en plaindre, car les laits artificiels sont en général trop sucrés et font des bébés plus gras et moins toniques.
Cet équilibre de la composition du lait sur une semaine recoupe les conseils de l'Inserm (Institut national de la santé et de la recherche médicale) qui préconise, aujourd'hui, d'équilibrer ses prises alimentaires non pas sur la journée mais sur la semaine. Aucun lait artificiel n'a la capacité d'évoluer chaque jour en fonction des besoins du bébé.
Si l'on entend si souvent dire qu'un lait est insuffisant, pas assez nourrissant alors qu'aucune analyse n'a été faite, qu'aucun conseil alimentaire de qualité n'a été donné à la maman pour l'aider, on peut alors supposer que l'allaitement maternel peut agacer.
Observez la situation : une maman qui allaite n'a pas besoin de conseils tant que tout va bien. Personne ne peut lui indiquer les dosages de lait, lui prescrire des farines. De plus, son bébé n'étant pas malade, les visites chez le médecin se limitent à prendre les mesures de son crâne, de sa taille, son poids, vérifier ses réflexes. Les pédiatres savent bien que ces mamans-là ne voient le médecin que lors des visites obligatoires, nécessaires et suffisantes pour s'assurer que tout se déroule bien.

Il n'est pas rare que ces bébés n'aient besoin d'aucune ordonnance pendant des années, ce qui peut éveiller un sentiment de frustration, voire d'impuissance face à ce bébé et cette maman qui nécessitent uniquement de bons conseils d'hygiène de vie. Ce sont des bébés qui sont hors du circuit de la surconsommation médicale, hors des linéaires de produits pour bébés en supermarchés, hors des linéaires de produits laitiers. Ils ne font pas tourner le commerce mais permettent de belles économies à la Sécurité sociale !
Enfin, le bonheur réciproque d'un allaitement, ce besoin de rien ni de personne peut porter l'entourage, familial ou médical, à éprouver de la jalousie devant une telle perfection. Devant cette mère qui nourrit son enfant de sa propre substance, en direct. Ne soyez donc pas surprise si on vous reproche d'être toute puissante, trop possessive par rapport à cet enfant. Considérez ces réflexions comme des signes de frustration de ne pas être à votre place. Fabriquer un bébé dans son ventre à partir de deux minuscules cellules pourrait aussi être regardé comme de la toute puissance maternelle.
Comme l'explique le Docteur Edwige Antier, une psychanalyse mal comprise reproche depuis trente ans aux bonnes mères d'étouffer leurs enfants, de se les accaparer. N'y aurait-il pas là une pointe de jalousie devant tant de bonheur ? Un bonheur d'autant plus complet que le père peut y avoir sa pleine part comme nous le verrons plus loin !

Le lait maternel contient-il des résidus de pesticides ou de la dioxine ?
Des articles récents publiés dans la revue *Que Choisir* ont mis en avant la présence de ces divers résidus dans le lait maternel. Il était spécifié que les tenants de l'allaitement maternel estimaient que malgré la présence de ces résidus, les bienfaits de l'allaitement maternel étaient tels qu'il fallait

le continuer. Qu'en penser, comment limiter la présence de ces produits dans notre lait ?
Tout d'abord, les laits artificiels aussi peuvent contenir des produits toxiques, vu qu'ils sont fabriqués à partir de laits d'animaux qui respirent le même air que les mamans.
La première démarche consiste donc à préférer les aliments de culture biologique qui contiennent le moins possible de ces produits chimiques. Même si les épandages de pesticides voyagent avec le vent, il y en aura toujours moins là où on ne les utilise pas ! Ceci a largement été démontré par l'étude Abarac (Agriculture biologique, agriculture raisonnée, agriculture conventionnelle) commanditée par le Professeur Joyeux de l'Inserm de Montpellier. Les résultats de cette étude sont donnés en premier chapitre de son livre *Changer d'alimentation* (*). Mais veillez aussi, chez vous, à ne pas utiliser de bombes insecticides du commerce, elles sont toutes extrêmement dangereuses. Il existe dans les magasins bios des produits de remplacement à base d'huiles essentielles. Préférez la moustiquaire à l'aérosol, quel que soit votre dégoût pour les cafards ou les fourmis. Évitez de passer vos vacances à proximité d'un incinérateur, vous pouvez vous renseigner avant de faire votre choix.
Sachez aussi que lorsque vous mettez dans vos repas assez de fibres non solubles (légumineuses, céréales complètes, oléagineuses) ces dernières ont aussi pour mission d'absorber tout ce qu'elles peuvent des divers produits chimiques qui ont été détectés par le cerveau lors de la mastication, à condition que vous preniez bien le temps de mastiquer.
Enfin, veillez à la qualité des graisses de votre organisme. Le lait maternel s'élabore à partir de nos graisses. Si nos graisses sont de bonne qualité, c'est-à-dire fluides et brunes, le lait est

(*) *Changer d'alimentation*, Henri Joyeux, François-Xavier de Guibert.

excellent et a toutes les chances de ne pas contenir de produits toxiques. Par contre, si vous avalez au lieu de mastiquer comme il le faut, si vous vous nourrissez d'aliments industriels, si vous absorbez trop de farines blanches, de sucres, de produits lactés, vous fabriquez des graisses épaisses qui stockent les produits toxiques comme la dioxine et les pesticides. À vous donc de manger avec intelligence, mastiquer et insaliver et faire circuler vos graisses de manière continue par le bain dérivatif ce qui assure un nettoyage permanent des produits nocifs qui entrent dans le corps par la bouche, la peau, le nez.

Les premiers jours

Quand doit-on mettre le bébé au sein pour la première fois ?

L'idéal est de mettre le bébé au sein pour la première fois au moment où il sort du ventre de sa mère. Même si c'est pour très peu de temps. Cela dit, la majorité des bébés des pays industrialisés reçoivent des soins avant d'être mis au sein de la mère. Il est très important de ne rien donner à boire au bébé à l'exception d'un peu d'eau. Retenez tout de même que le plus tôt est le mieux. Pensez à formuler votre demande au moment de l'accouchement, dites que vous voulez que le bébé soit 97,94% mis au sein (sauf réanimation urgente bien évidemment !). On vous répondra peut-être avec condescendance qu'on a l'habitude de faire comme cela ici. Ce n'est pas toujours le cas ! Ne vous laissez pas intimider ni traiter de haut : n'oubliez pas que c'est votre enfant pour la vie et que le personnel qui vous entoure est à votre service et pas vous à ses ordres ! Donner la vie à un bébé, allaiter sont des actes naturels, pas des actes médicaux. Les bonnes maternités sont très à l'écoute des mamans.

Gardez votre bébé très près de vous !

Vous avez toujours le droit d'avoir votre bébé près de vous et même sur votre ventre. Cette façon de faire est rarement appréciée de ceux qui préfèrent voir votre bébé dans sa boîte en plastique transparent nommée berceau ! Ne vous laissez pas impressionner. Fuyez les maternités où l'on vous les garde en pouponnière derrière une vitre. Votre bébé a besoin de vous entendre, de vous sentir, et non d'entendre la détresse de dix autres bébés !

Un bébé heureux ne pleure pas ou très peu, ni le jour, ni la nuit. Il émet des sons qui sont immédiatement compris par sa mère qui sait spontanément s'il a faim, s'il est sale ou a besoin de tendresse. On nous dit aujourd'hui que cette connaissance innée nous est donnée par une hormone, l'ocytocine. Est-ce un instinct automatique, une mémoire cellulaire ou une intelligence, une connaissance subtile ? Faites confiance à vos intuitions. À priori, les mamans sentent toujours juste !

On veut mettre mon bébé à la nursery la nuit, je ne suis pas d'accord : que faire ?

Il existe des mères qui ne dorment bien que sans leur bébé. Ce n'est peut-être pas votre cas. Si vous avez envie de garder votre bébé à côté de vous, c'est que vous – et votre bébé – dormirez mieux ainsi l'un près de l'autre. Si vous êtes en chambre individuelle, vous pouvez refuser sans problème la nursery. Les puéricultrices aiment parfois avoir leurs bébés en « batterie », ne vous sentez pas concernée. Si vous êtes dans une chambre à plusieurs, vous avez le droit d'exiger de garder votre bébé à côté de vous tant qu'il ne gêne pas les autres mamans. Cela se discute entre vous. Le moyen le plus sûr pour que le bébé ne fasse pas de bruit est tout simplement de le garder contre soi.

Si tel est votre sentiment et votre besoin, sachez que jamais une maman n'a ni étouffé ni fait tomber son bébé en dormant ! Cette légende date du Moyen-Âge : sans contraception, des femmes étouffaient la nuit leur bébé « de trop » et disaient ensuite qu'elles l'avaient écrasé dans leur sommeil, par maladresse. Puis elles se confessaient de leur faute, et c'est, pour cette raison, que les prêtres ont interdit aux femmes de dormir avec leurs bébés.

Mais dans le monde entier les bébés dorment contre leur mère depuis toujours et s'en portent très bien ! Aux États-Unis, la mode est en train d'être relancée ! En France, le Docteur Edwige Antier revendique ce droit tandis que l'on entend parfois à la radio des pédopsychiatres hommes qui sont farouchement contre. Edwige Antier est une femme, une maman, une excellente pédiatre. Comme nous, elle sait que des milliards de bébés dorment avec leur mère et sont ensuite beaucoup plus autonomes que ceux qui ont grandi dès la naissance dans une chambre pour eux tout seuls. Encore une fois, faites confiance à vos sensations.

On veut m'imposer au moins deux heures entre les tétées dès les premiers jours : que faire ?

Ne vous laissez pas imposer des horaires. Il y a toujours moyen de faire ce que l'on veut. On n'est pas obligée de se souvenir précisément des heures de tétées... du moment que votre bébé se porte bien !

Attention aussi à la tendance qui consiste à caler tout de suite les heures de tétées sur celles de la crèche, de la nourrice et pourquoi pas de l'école et du régiment !

Dans quelques jours, vous serez seule chez vous, et personne ne viendra vous aider si votre bébé supporte mal un horaire imposé !

Que puis-je manger pour accélérer la montée de lait ?

Le meilleur moyen d'accélérer la montée de lait est de mettre le bébé au sein le plus possible, à chaque fois qu'il appelle. Tant pis si au début il réclame toutes les heures ou heures et demie, ne faites pas attention aux horaires qui vous sont imposés. Puéricultrices et sages-femmes font le travail qui leur a été enseigné. Mais il n'existe pas de bébé standard. C'est à votre bébé et à vous de trouver votre rythme.

Veillez à ce que les deux seins soient bien vidés à chaque tétée. Pensez à alterner les deux seins à chaque tétée. Avec le temps, vous aurez peut-être un sein plus producteur et plus gros que l'autre (dans des limites raisonnables tout de même !)

La bière ne donne pas de lait, elle alcoolise le bébé. Ce sont les levures qui font du bien, levure maltée, levure de bière. La bière contient trop peu de levures. Consommez noix, noisettes, amandes ni salées ni grillées, purées d'amandes et de noisettes ou de noix de cajou, agrumes et fruits frais, miel, pain complet, et n'oubliez pas de boire de l'eau pendant les tétées, le moment où vous avez le plus soif.
Ces aliments ne vous feront pas grossir. Ils vous donneront de belles graisses fluides, riches en vitamines, sels minéraux, oligoéléments et enzymes pour faire le meilleur lait pour votre bébé. Ces graisses fluides chasseront les graisses épaisses que vous avez peut-être accumulées pendant la grossesse..

Mon bébé ne reprend pas assez vite du poids à la maternité, on veut lui donner un biberon de complément : que faire ?
Demandez au médecin de vous accorder deux jours supplémentaires et consommez beaucoup de miel, de la purée d'amandes, de noisettes, de noix de cajou, des agrumes et du pain complet bio que vous mastiquez parfaitement, rendant liquide chaque bouchée.
Faites téter votre bébé aussi souvent et aussi longtemps qu'il le désire, sans vous occuper des horaires. Votre bébé prendra très certainement du poids dans les quarante-huit heures et aura ainsi échappé au biberon.
Si l'introduction du lait artificiel s'avère indispensable quelques jours car vous êtes malade, choisissez une tétine spéciale à très petits trous (*) assez large pour que le bébé n'avale pas d'air sur les côtés et vous avez le droit de lui donner un lait bio non sucré premier âge que vous aurez

(*) On en trouve aujourd'hui dans tous les grands magasins spécialisés pour bébé.

apporté. Ces tétines ont un débit aussi difficile que celui du sein. Elles ne doivent pas être confondues avec les tétines dites « premier âge ». Prenez la précaution d'en apporter une à la maternité ainsi qu'une boîte de lait bio. Le bébé absorbera le lait artificiel, mais ne se détournera pas du sein qu'il continuera à stimuler conservant ainsi toutes ses chances à l'allaitement.
Certains bébés, ayant goûté au biberon d'un lait artificiel ordinaire non bio avec une tétine dite premier âge, se mettent à bouder le sein car le lait y coule sans leur demander d'effort de succion et il est nettement plus sucré.
Il faut savoir que le sucre est un excitant qui crée très vite une accoutumance comme une drogue. Vous serez confrontée à cette « tentation » tout au long de l'éducation de votre enfant. Le laisserez-vous dans quatre ans se gaver de sucreries devant un écran de télévision ou tenterez-vous de lui proposer autre chose ?
Il est évident que c'est vous qui avez la responsabilité de la qualité alimentaire pour votre enfant. Pour qu'un être humain, quel que soit son âge, apprécie quelque chose qui se mange, se boit, se respire, s'écoute, il doit y avoir goûté huit fois au moins. Il est donc absurde de s'avouer vaincu après deux ou trois refus de l'enfant ! S'il devient obèse à 20 ans, vous n'allez pas lui répondre *« Mon chéri, c'est toi qui voulais ! Tu pleurais, tu criais, tu te roulais par terre ! »*. Il vous dira *« c'était toi le chef, le responsable de ma santé, toi qui gagnais l'argent, qui faisais les courses, qui avais autorité et devoir d'éducation sur moi. C'était à toi de me l'imposer ! »* Peut-être fera-t-il, comme cela commence aux États-Unis, un procès à ses parents pour l'avoir rendu obèse ? Avant d'en arriver là, allez-vous lui laisser la responsabilité du choix du sucre ou d'une mauvaise alimentation ?

Comment mettre le bébé au sein ?

Le plus simple est de mettre le bébé au sein dès sa naissance, avant tout autre soin. Le médecin ou la sage-femme le pose à plat ventre sur sa maman et le bébé trouve tout seul le mamelon.

Il faut alors bien veiller à ce qu'il prenne toute l'aréole du sein dans sa bouche et non pas le bout du mamelon seul, ce qui serait douloureux. À ce stade, le bébé ne boira que quelques gorgées et le personnel médical pourra ensuite lui donner les soins nécessaires. Vous avez le droit de demander que les choses se déroulent ainsi lorsque l'accouchement est sans incident. De plus en plus de maternités l'acceptent ou même vous le proposent. Mais n'oubliez pas que cela doit être en accord avec votre désir, votre demande.

Après une césarienne, si vous êtes encore endormie ou très fatiguée, votre bébé recevra les soins avant sa première tétée. Avant l'accouchement, demandez fermement au médecin et à la sage-femme de ne donner au bébé que de l'eau, sans sucre ni glucose jusqu'à la première mise au sein qui peut se faire quelques heures plus tard.

Plus vite le bébé est mis au sein, plus vite se fait la montée de lait. Mais même douze heures plus tard, un bébé et une maman savent s'installer dans un bon allaitement.

Comment mettre le sein dans la bouche du bébé ?

Ce geste est très important et malheureusement trop de femmes l'ignorent ou sont mal conseillées. Lorsque vous mettez le sein dans la bouche du bébé, ce dernier a tendance à attraper le bout seulement, et c'est cela qui fait mal. Vous devez lui mettre toute l'aréole, toute la partie colorée autour du mamelon, dans la bouche. Vous sentirez la différence, on ne peut mieux dire ! Certaines femmes ont renoncé à allaiter uniquement par ignorance de ce geste.

Faut-il préparer les bouts de seins ?

Les mamelons peuvent être préparés à l'allaitement par des massages à l'huile d'amandes douces, durant la grossesse. S'ils sont « rentrés », cela peut les aider à sortir. Pendant la grossesse, le futur papa peut « aider », très délicatement, les seins à « se faire ».

Faut-il les nettoyer avant et après la tétée et avec quoi ?

La meilleure manière de nettoyer et protéger les mamelons est d'utiliser son propre lait. Votre lait est stérile, il contient des anticorps. Si votre alimentation est saine, il est bien gras. C'est alors votre meilleur produit de toilette, avant et après la tétée.

Il a été dit autrefois qu'il fallait ôter toute trace de lait entre les tétées. C'est inutile et n'employez surtout pas de l'alcool glycériné ou quoi que ce soit que l'on vous propose pour nettoyer les mamelons comme cela est trop souvent conseillé.

Avant et après chaque tétée, faites sortir un peu de votre lait en appuyant doucement sur l'aréole du sein et avec le doigt, vous massez légèrement le mamelon. Puis vous laissez sécher à l'air libre quelques instants. Après votre douche, faites-en autant.

J'ai très mal au bout des seins, est-ce normal ?

Il est fréquent d'avoir mal au bout des seins au début. Veillez à bien mettre toute l'aréole du sein dans la bouche du bébé, cela améliorera bien votre cas.

Mais la douleur doit être limitée au mamelon. Vous ne devez en aucun cas avoir une douleur irradiante qui va jusqu'à l'aisselle. Si tel est le cas, vous risquez un abcès au sein dans quelques jours.

Vous ne devez pas non plus avoir de ganglions sous les bras. Si vous avez de tels signes, reportez-vous à la question

portant sur les abcès au sein (voir page 94), mais sachez tout de suite qu'avant que ne se forme un abcès, vous avez de nombreux signes qui vous donnent le temps d'agir et de l'éviter !

Pendant combien de temps je risque d'avoir mal ?
Pour un premier bébé, il peut y avoir des douleurs pendant trois semaines, il faut le savoir. La douleur n'est pas permanente et très vite elle ne se produit qu'au tout début des tétées. Puis elle s'estompe et disparaît. Il est vrai qu'il faut un peu serrer les dents et que rien n'est plus variable que le seuil de la douleur pour chacun d'entre nous.
Mais de même que le bonheur de mettre au monde un bébé nous donne l'énergie de surmonter les douleurs de l'accouchement (malgré la péridurale), de même le bonheur d'allaiter nous donne en général la force de supporter les premières semaines.

Mes seins sont durs et trop tendus : que faire ?
Vos seins sont engorgés. Vous pouvez faire sortir du lait en appuyant doucement sur l'aréole du sein. Mettez aussi des compresses chaudes (gant de toilette trempé dans l'eau très chaude) ou bien utilisez la douchette si vous disposez d'une douchette. Veillez à ce que votre bébé tète des deux côtés, même si les deux seins ne sont pas complètement vidés.
Ces engorgements ne se produisent qu'au début de l'allaitement, ils disparaissent complètement ensuite. Surveillez votre température.

Dois-je boire autant que j'ai soif ?
« La sage-femme me recommande de ne pas trop boire de peur que j'aie ensuite des engorgements. » Pour avoir allaité cinq fois un an et demi et vu allaiter de nombreuses mamans,

mon avis est que vous devez boire de l'eau autant que vous le souhaitez. Buvez par petites gorgées, de l'eau tiède ou chaude sans rien dedans, en insalivant chaque gorgée. Les touaregs qui traversent le désert n'emportent pas deux litres par personne et par jour ! Ils boivent de l'eau chaude à petites gorgées souvent dans la journée. Mais vous devez également uriner beaucoup, ce qui évitera l'engorgement. Comme vous êtes allongée, les envies d'uriner sont moins fréquentes. Il reste alors une solution, celle de mettre au fond du slip, exactement comme une serviette hygiénique, une poche de gel glacée bien enveloppée dans deux couches de tissu « essuie-tout ». Vous trouverez ces poches dans les magasins de sport et en pharmacie et vous demandez à la sage-femme ou à l'infirmière de vous la mettre une demi-heure au congélateur. Cela vous aidera beaucoup.
Depuis quelques années, en Belgique, chaque femme qui accouche reçoit, à la maternité, un coffret contenant deux poches de gel et deux enveloppes qui peuvent être employées chaudes ou froides selon les besoins. Chaudes pour désengorger les seins, froides pour le périnée, ce qui est une variante du bain dérivatif.

Mes seins vont-il être surgonflés pendant des mois ?
Non, vos seins ne seront pas surgonflés pendant des mois. Pour un premier bébé, il vous faudra deux à trois mois avant que le lait ne monte qu'au moment des tétées. Vous aurez une jolie poitrine d'une bonne taille, au-dessus de votre taille normale, mais les débordements des premiers jours disparaîtront le plus souvent en quelques semaines si votre alimentation est adéquate. Ensuite ils ne se rempliront qu'au moment de la tétée, vous n'aurez plus besoin de soutiens-gorges spéciaux.

Que faire si le lait déborde entre les tétées ?
Durant les premiers jours qui suivent la montée de lait, il est fréquent que le lait coule en dehors des tétées. Vous serez alors obligée de mettre des compresses spéciales vendues en pharmacie ou de la gaze ou bien encore, pour certaines, une couche de bébé en tissu si les pertes de lait sont abondantes. Veillez alors à ce que le sein ne stagne pas dans l'humidité car cela pourrait irriter le mamelon et favoriser des crevasses. C'est cette situation qui a laissé croire longtemps que le lait resté sur le sein était irritant, c'est pourquoi on vous recommande encore aujourd'hui d'ôter toute trace de lait. En réalité, c'est l'humidité permanente qui est préjudiciable et non le lait en lui-même. Ce dernier est au contraire réparateur lorsque le mamelon reste sec et légèrement gras après une application de lait.
Certaines femmes se plaignent d'avoir des pertes importantes de lait durant trois mois. C'est en général dû au fait que leur lait n'est pas assez riche, leur alimentation pauvre étant compensée par une importante production pour que le bébé y trouve son compte. Si vous mangez bio, que vous évitez de boire du lait et que vous consommez céréales complètes, oléagineuses, bonnes huiles, légumineuses, fruits et légumes, votre lait sera riche et compact, vous n'aurez pas ces débordements. Votre bébé sera très bien nourri et votre confort sera assuré. Souvenez-vous que les vaches, les juments, les chèvres et les brebis font beaucoup de lait, mais n'en boivent jamais elles-mêmes, ne mangent pas de fromage. Et que leurs petits devenus grands ont des os solides !

Quelle position adopter pour la maman et le bébé ?
À la maternité, vous serez en général en position semi-assise dans votre lit. Vous mettrez le bébé contre vous dans vos bras, l'un des bras du bébé passant dans votre dos, ou du moins

sur le côté, les bras étant encore très petits ! Vous pourrez aussi vous allonger contre votre bébé du côté du sein qu'il est en train de téter et vous vous retournerez pour l'autre sein. Enfin, vous pouvez mettre votre bébé allongé sur votre ventre et votre poitrine, en veillant à ce qu'il n'ait pas le nez obstrué par votre sein, qu'il puisse respirer à l'aise.
Chez vous, essayez de vous installer très confortablement. Ménagez votre dos ! Vous pouvez faire comme à la maternité. Mais évitez les chaises droites qui vous obligent à vous courber en avant. Essayez de vous mettre dans une position où vous faites le moins d'efforts possibles pour maintenir le bébé. Petit à petit, vous trouverez un confort réciproque en tous lieux !
Il existe dans le commerce, dans des catalogues par correspondance spécialisés en produits pour jeunes mamans un coussin d'allaitement. Ce coussin se pose sur vos cuisses et permet de poser le bébé naturellement surélevé, juste à bonne hauteur pour le faire téter tout en soulageant vos bras. Le coussin d'allaitement est excellent pour éviter le mal de dos. Vous pouvez bien sûr vous en confectionner un vous-même ! Enfin il y a aussi la solution africaine du bébé installé dans un grand pagne de tissu ou dans un paréo qui maintient le bébé juste à bonne hauteur.

Durée de la tétée

Au début, laissez votre bébé téter autant qu'il en a envie. C'est lui qui sait combien de temps il doit téter. Mais en grandissant, ne le laissez pas vous prendre pour une sucette ! Si vous êtes entourée d'affection, cela se passera tout seul. En dix minutes, votre bébé aura tété tout ce dont il a besoin et chacun de vous, y compris le bébé, aura assez vite envie et besoin de faire autre chose. Bien sûr, il y a les jours de chagrin où il tétera un peu plus longtemps.

Si vous avez une vie active, vous ne vous laisserez pas déborder par un bébé. Et lui saura se satisfaire sans vous. Un conseil, s'il s'endort au sein, ne le mettez pas directement dans son lit. Gardez-le quelques instants contre vous, somnolent, sans le sein dans la bouche. Sinon il prendrait l'habitude de ne pas aller se coucher sans le sein, ce qui reviendrait à la sucette.

Qu'est-ce que l'allaitement à la demande ?

L'allaitement à la demande est comme son nom l'indique le fait de donner le sein à chaque fois que le bébé le réclame. Toute l'astuce consiste à comprendre les vraies demandes du bébé. Les premiers jours, en général, c'est assez simple : il tète et dort. Cela peut se compliquer au bout de quelques semaines lorsqu'il dort un peu moins et qu'il s'ennuie ou a envie de votre présence. Là, les horaires peuvent vous aider, sachant qu'il faut une heure et demie pour digérer le lait maternel, il faut essayer de laisser passer au moins deux heures entre deux tétées pour un bébé de petit poids. Sinon, veillez à avoir une alimentation riche en céréales, miel, oléagineuses, bonnes huiles, légumes et fruits pour que votre bébé puisse attendre plus longtemps entre deux tétées. Si votre alimentation est vraiment bonne, votre bébé fera ses nuits complètes assez rapidement. Plus votre alimentation est de bonne qualité, plus les tétées s'espacent et le bébé dort bien toute la nuit.

Attention, dans les pays industrialisés, l'habitude est de faire dormir les bébés dans la journée dans une chambre bien protégée de la lumière et du bruit. Cette situation est idéale pour que votre bébé vous réveille la nuit ! Lorsqu'il était dans votre ventre, votre bébé subissait la lumière du jour (filtrée bien sûr), tous les bruits normaux de la maison tels que téléphone, appareils ménagers, voix des personnes qui parlent et crient parfois. La nuit, c'était le calme et l'absence de lumière. Sur notre planète, la plupart des bébés sont dans le dos de leur mère toute la journée, aux champs ou sur les divers lieux de travail, dans la lumière, la chaleur, l'agitation, le bruit. Ces bébés-là ne réveillent pas leurs parents la nuit ! Ils dorment ! Ils ne confondent pas le jour et la nuit, ils ne profitent pas du moment où les grands frères dorment pour occuper toute la place auprès de leur maman ! Ils dorment car le sommeil de la journée est moins réparateur que celui de la nuit. N'isolez donc pas votre bébé dans la journée, gardez-le auprès de vous, n'obligez pas toute la maisonnée à marcher sur la pointe des pieds, n'interdisez pas à celui de trois ans de chanter à tue-tête, habituez le nouveau bébé à l'agitation normale de la maison : vos nuits et les siennes n'en seront que plus belles !

J'allaite des jumeaux : comment faire ?

Allaiter des jumeaux n'est pas une mince affaire ! Pourtant, les jumeaux ont autant – et parfois plus s'ils sont de petit poids – besoin du lait de leur maman que les autres bébés. Il faut aussi que vous ayez envie de les allaiter et que vous ayez une bonne constitution, une bonne santé. Autrefois, on les faisait téter ensemble en les croisant sur la poitrine de la maman. Je connais une maman qui a allaité ses jumeaux intégralement six mois et partiellement un an en 2004 et 2005. *« J'ai un mari très coopérant, très compréhensif, mais nous n'avons fait que ça pendant des mois d'autant qu'ils ne tétaient jamais ensemble ! »*. Aujourd'hui, pour économiser les forces de la maman, la tendance est plutôt de leur donner un allaitement mixte, une fois le sein, une fois un biberon de lait artificiel. L'idéal est d'utiliser pour le biberon une tétine anglaise à très petits trous, très difficile prendre, comme le sein, et de leur donner un lait artificiel bio. Ces

laits ne sont pas sucrés, le bébé trouvera le sucre dans votre lait (mangez beaucoup de miel et de céréales complètes bio avec les jumeaux !). Si la tétine est bien choisie et que vous êtes en harmonie avec les bébés et un papa qui vous aide beaucoup, l'allaitement mixte au sein peut durer au moins quatre mois. Le bébé ne se détourne en général du sein que si votre lait n'est pas très riche (veillez à manger bio et complet) et que le biberon coule trop vite.
L'allaitement (même mixte) des jumeaux est d'autant plus intéressant qu'il est difficile avec deux bébés de n'en regarder qu'un seul à la fois, de consacrer du temps à un seul des deux. Cela manque beaucoup aux bébés comme aux parents. Si, pendant que vous en allaitez un, l'autre prend un biberon avec une autre personne, vous bénéficierez tous de relations plus personnalisées qui vous faciliteront les années à venir. Ce sera une étape marquante qui aidera chacun des enfants à se vivre comme une personne indépendante face à son papa et sa maman. Vous aurez intérêt à vous faire offrir comme cadeau collectif de naissance : une aide à domicile !

Les premiers jours après une césarienne

Après une césarienne, l'entourage médical attend l'expulsion des gaz intestinaux et l'apparition des premières selles avant de vous réalimenter « normalement ». Le meilleur moyen d'y parvenir rapidement est d'avaler du miel liquide (acacia) à jeun le matin (quelques gorgées), de la purée d'amandes, des agrumes. Les gaz s'en vont très vite et le transit réapparaît. Si vous ne mangez pas de cette manière, vous serez condamnée aux biscottes et au régime minimum, votre transit mettra du temps à revenir à la norme, votre lait sera pauvre et votre bébé ne reprendra pas assez vite son poids de naissance aux yeux de l'équipe médicale. Ce qui est dit précédemment est appliqué aux États-Unis depuis plus de trente ans. Faites aussi l'effort de pousser les gaz vers la sortie en appuyant sur votre ventre, un coussin posé dessus. Autrefois, pour aplatir le ventre des jeunes accouchées, on leur posait sur le ventre une pile de draps !

Peut-on allaiter après une césarienne ?

Oui bien sûr, il est possible d'allaiter après une césarienne. Pendant quelques jours, vous aurez besoin que l'on vous donne votre bébé car vous ne pourrez peut-être pas le prendre vous-même la cicatrice vous fait mal. Dans la journée, vous pouvez même garder votre bébé allongé sur vous si cela vous fait plaisir : il se réveillera pour téter sans pleurer et se rendormira sans problème. J'insiste : n'oubliez pas que c'est votre bébé, pas celui de la maternité, c'est vous seule qui décidez !

On me propose des antibiotiques après la césarienne : suis-je obligée de les prendre ?

Prendre des antibiotiques après une césarienne est une mesure de prévention. Si ces antibiotiques sont administrés par piqûre, demandez au médecin de vous les prescrire en gélules et mettez-vous d'accord avec lui pour ne les prendre qu'en cas d'infection, ce qui serait signalé par de la fièvre. Tant que vous n'avez pas de fièvre, vous n'avez aucune raison de prendre des antibiotiques. N'oubliez pas de prendre votre température matin et soir.

Méfiez-vous donc à la maternité si une infirmière arrive en vous disant : *« C'est pour la piqûre ! »*. Interrogez-la immédiatement. Demandez-lui à quoi sert cette piqûre. Vous aurez peut-être comme moi la surprise de découvrir un antibiotique ou une piqûre *« pour dormir »* ! Vous avez le droit de refuser ! Si l'on vous propose un suppositoire pour débloquer l'intestin, préférez boire du miel d'acacia le matin à jeun. C'est meilleur pour votre intestin et pour votre bébé. La peur des procès, le souci de la prévention, le besoin de se protéger sont tels aujourd'hui que l'on nous prescrira bientôt de nous déplacer en voiture le klaxon tonitruant en permanence ! Pour être sûr que tous ceux qui sont devant nous ont bien entendus à défaut de nous avoir vus ! Chacun a ses appréhensions, ses devoirs : le nôtre est de faire ce qu'il y a de mieux pour notre enfant, éviter tous les produits toxiques !

Nourrir la maman

Comment s'alimenter pendant l'allaitement ?

Pendant l'allaitement, faites des repas intelligents et savoureux. Le petit-déjeuner doit être un vrai repas, riche en fruits frais crus à consommer en premier, graines oléagineuses (purée d'amandes, de noisettes, noix, graines de tournesol etc.), pain bio complet, un œuf bio à la coque.

Les deux repas principaux doivent toujours commencer par une crudité ou un fruit.

Le plat principal doit comporter une céréale complète (riz complet, boulghour, pilpil, couscous, crêpe de sarrasin ou de blé complet, pain complet, etc.) des légumes cuits à la vapeur ou à l'étouffée, une légumineuse (haricots rouges, blancs, pois chiches, lentilles...) un peu de protéine animale (fromage râpé, œufs, un peu de viande rouge - 20 à 30 grammes - ou blanche, du poisson...) une bonne cuillerée à potage d'huile (olive, sésame, colza... à mettre dans les céréales) et un condiment (sel marin, soyou, tamari...), des herbes aromatiques, des algues.

Vous avez aussi intérêt à faire un goûter confortable fait de pétales de céréales complètes (pas des pétales soufflés et sucrés mais des céréales simplement écrasées et précuites) avec du lait de vache complet bio ou avec du lait de soja selon vos goûts. Vous pouvez aussi prendre en goûter un tapioca bien épais cuit à l'eau dans lequel vous mettrez ensuite une cuillerée à café bien pleine de purée de sésame ou d'amandes ou de noisettes. Pour les céréales comme pour le tapioca, vous sucrez avec du miel, du sirop d'érable, du sucre intégral. Vous trouverez tout le calcium dont vous avez besoin avant tout dans la purée de sésame, les graines de sésame moulues, l'huile de sésame. Dans les fruits tropicaux, c'est le tamarin doux qui en contient le plus, il vous

permet de fixer six fois plus de calcium que le lait ! Vous en trouverez aussi dans le chou cru en salade, les choux cuits en tout genre, les amandes non grillées ni salées et les légumineuses.
L'alimentation asiatique traditionnelle est elle aussi excellente pour la production de lait maternel.
Si vous avez tendance à manquer de calcium, faites une cure d'œuf-citron. Prenez un œuf bio entier, frais, cru avec sa coquille. Posez-le dans un verre et versez du jus de citron jusqu'à mi-hauteur de l'œuf. Laissez reposer toute la nuit. Le lendemain matin, une partie de la coquille s'est légèrement dissoute dans le jus de citron. Buvez ce jus et recommencez ainsi durant un mois. L'œuf reste normalement utilisable.
Si vous avez du sang des Tropiques et que vous êtes habituée à une alimentation faite de patates douces, d'ignames, lait de coco, papayes, goyaves, mangues, sachez que ces aliments font partie des plus nutritifs, des plus riches en fibres, vitamine C, bétacarotène et lycopène et en une très grande variété de vitamines, oligoéléments, sels minéraux et enzymes. On fait d'ailleurs des gélules de papaye ! Préférez la vraie papaye bien vivante, ses graines sont un excellent vermifuge naturel. Écrasées, elles sont un excellent masque de beauté pour les cheveux.
Si les Européens ont longtemps qualifié la nourriture tropicale de « bourrative », sachez qu'elle est aujourd'hui utilisée aux États-Unis médicalement pour améliorer la santé des diabétiques et regardée comme une diète d'excellente qualité nutritive, d'autant que la protéine animale principale est le poisson. Elle se nomme là-bas le régime hawaïen. Elle passionne autant les chercheurs américains que le régime crétois passionne les Européens. Cette alimentation tropicale a toujours fait de nombreux centenaires qui gardaient toutes leurs dents sans caries !

Peut-on boire du café ?

Non ! Une femme enceinte et une femme qui allaitent ne devraient jamais boire la moindre tasse de café, ni manger des desserts au café. Les personnes qui n'en consomment pas habituellement et en prennent un occasionnellement voient avec tristesse leur bébé s'agiter désespérément en tous sens quelques heures après la tétée. C'est assez impressionnant pour vous couper toute envie de recommencer. Alors autant éviter tout à fait. Un bébé qui a « consommé » du café dans le ventre de sa mère est intoxiqué au café. De plus le café contient des goudrons, tout comme le tabac et les grillades. Les goudrons sont toxiques pour la mère comme pour l'enfant.

Peut-on boire du vin et des apéritifs ?

Un petit verre d'alcool ou de vin pour un bébé qui mesure quelques centimètres dans le ventre de sa mère est une catastrophe pour les cellules de son cerveau. On sait maintenant qu'un homme qui conçoit un bébé alors qu'il vient de boire de l'alcool a des spermatozoïdes endommagés et que le cerveau du bébé en pâtit obligatoirement. Avant et pendant la conception, père et mère sont à la même enseigne : c'est dangereux pour le bébé. Pendant la grossesse et l'allaitement, la mère ne doit accepter aucun alcool, même pas une coupe de champagne. L'alcool passe immédiatement dans le sang et votre bébé en absorbe une ration disproportionnée à son poids !

Le corps de la femme ne métabolise pas, ne transforme pas l'alcool, ou du moins très lentement, très difficilement. Cet alcool arrive alors directement au bébé dans le ventre de sa mère et peut passer dans le lait, endommageant les cellules et en particulier les neurones, les cellules du cerveau. La France est le seul pays au monde où l'on trouve normal de boire du vin à chaque repas. Elle est aussi le pays du monde qui produit et absorbe le plus d'alcool par habitant et par an. Il naît en France chaque année six mille bébés atteints du Saf, Syndrome d'alcool fœtal. Ce ne sont pas forcément des enfants de mères alcooliques. Il suffit d'un verre par repas pour que ce syndrome ait lieu. Deux mille quatre cents de ces enfants ne sortiront jamais d'institutions et les autres ne pourront pas faire beaucoup d'études. En 2004, une maman a porté plainte contre son médecin qui lui avait autorisé un verre de bordeaux rouge par repas, en mangeant. Cette affaire fit grand bruit et notre ministre de la Santé du moment, Monsieur Philippe Douste Blazy, avait promis qu'une étiquette serait apposée sur les bouteilles de vin, comme cela se fait aux États-Unis depuis plus de vingt ans afin de mettre en garde les femmes enceintes et les femmes qui allaitent. Mais le lobby du vin français a des pouvoirs insoupçonnés ! Aucune étiquette n'est encore apparue à ce jour et mieux que cela, on voit fleurir de nouveau des publicités disant que le vin est bon pour la santé ! Pour les hommes passe, mais pour les femmes en puissance d'enfant c'est scandaleux ! Dans *La vérité sur les oméga 3*, (Éditions Odile Jacob, 2005) le Docteur J. M. Bourre explique que c'est avec les graisses installées dans le corps de la mère neuf mois avant la conception que se fabriquent les neurones du futur bébé, dans les huit semaines qui suivent la conception. Autrement dit, il est dix mois trop tard pour s'arrêter de fumer, pour s'arrêter de boire du vin ou de l'alcool quand le test est positif ! Dix mois trop tard pour changer son alimentation ! Bien sûr mieux vaut absolument tard que jamais, mais autant le savoir tout de suite quand même ! Ce n'est pas pour rien que nombre de traditions ont interdit le tabac et l'alcool aux femmes ! Ce n'est pas injuste, nous sommes différents. Nous avons le privilège de porter les bébés, celui de les allaiter, infinis bonheurs que bien des hommes peuvent nous envier !

Peut-on boire du thé ?

Le thé contient de la théine, cousine de la caféine. Il faut l'éviter pendant la grossesse et durant l'allaitement. Préférez les tisanes ou mieux, les jus de fruits frais.

Tabac et télévision

Il semble évident qu'une maman qui allaite ne fume pas et n'est pas enfumée, pas plus qu'une femme qui attend un bébé. Tout le monde, aujourd'hui, a entendu des effets cancérigènes du tabac, de ses effets toxiques pour le cerveau. Alors, allaiter en fumant ? La grossesse, l'allaitement sont d'excellentes motivations pour arrêter.

Le problème est que l'on voit des mamans qui fument avec leur bébé au sein, tout en regardant la télé. Ou encore, la maman allaite, et le papa fume, ils regardent ensemble la télé. Toute inhalation de fumée par un bébé, même dans un espace aéré est très nocive.

Une maman qui allaite devrait être totalement protégée de la fumée de tabac exactement comme avant de mettre au monde son enfant. Malheureusement, bien des médecins ne le disent pas, permettent à la future mère quelques cigarettes par jour, et l'on voit ainsi naître de petites victimes avec des problèmes respiratoires. On ne dira jamais trop combien la cigarette est toxique. Le tabac contient des goudrons et une quantité impressionnante de produits toxiques et cancérigènes. Si vous avez une dépendance au tabac, chaque petit pas que vous arriverez à faire pour diminuer votre consommation sera bénéfique pour votre bébé.

Quant à la télévision, votre bébé n'est pas protégé : les téléviseurs émettent des radiations nocives capables de brûler progressivement la couleur de votre moquette. Évitez de mettre votre bébé devant, utilisez des protections spéciales vendues dans le commerce pour tous vos écrans. Ne mettez pas le siège ou le berceau de votre bébé à côté. En dehors des ondes, il y a tous les sons, les bruits dits *signifiants* pour votre bébé : la peur, la rage, la colère, la détresse, tout cela aussi l'imprègne.

Manger du chocolat

Un carré d'un très bon chocolat noir ne vous fera pas de mal. Mais ne mangez pas la tablette et buvez bien de l'eau ! Le chocolat contient au moins huit cents molécules différentes dont seize seulement sont connues, dont la théobromine qui est un euphorisant. Il contient aussi trois fois plus de polyphénols (anti-oxydants puissants) que le vin rouge, ce qui est une bonne raison de le préférer au vin quand on est une femme. Il assouplit aussi les veines et les artères. Si vous êtes à jeun, la théobromine monte très vite au cerveau et vous détend, d'où l'effet antistress du chocolat. Mais n'en abusez pas, car votre bébé n'en a pas besoin puisqu'il a les bras de sa maman ou de son papa.

Puis-je manger du chou, de l'ail, des piments, des glaces ?

Vous pouvez manger des aliments à saveur forte du moment qu'ils sont crus ou cuits en douceur, à l'étouffée par exemple. Ne faites jamais bouillir les choux, ils prennent un mauvais goût aux yeux des bébés et ils sont indigestes. Évitez les épices trop fortes, elles ne sont pas bonnes pour vos cellules, qu'elles brûlent et détruisent, ce qui est le cas du piment. Quant aux glaces et aux friandises de toutes sortes, soyez modérée car elles ne font que de mauvaises graisses et favorisent la dégénérescence des cellules.

L'allaitement fait-il grossir ?

L'allaitement ne fait pas grossir au contraire ! L'allaitement est idéal pour rétrécir l'utérus qui se contracte lors des premières tétées et reprend son volume initial, permettant au ventre de retrouver son volume normal. Les femmes qui n'allaitent pas risquent de garder un utérus relâché, un col plus flasque. On peut avoir eu cinq enfants et avoir un utérus de jeune fille. Voilà déjà un volume dans le ventre qui redevient comme avant.

Ensuite, l'allaitement va mobiliser vos graisses, vos réserves. Si vous avez veillé à manger correctement pendant la grossesse, vous perdrez les excédents en douceur en quelques mois.

Ne faites surtout pas de régime pour maigrir pendant l'allaitement, vous risqueriez de devenir trop maigre. Par contre, dès que vous aurez arrêté de perdre du sang après la naissance, n'hésitez pas à pratiquer les bains dérivatifs (voir page 92), une méthode très efficace qui vous aidera à retrouver vos formes, et peut-être mieux encore, beaucoup plus vite et sans régime ! L'utilisation de la poche de gel est une merveille car elle ne s'use pas, elle ne vous empêche pas de vivre, elle n'est pas plus gênante que les couches que l'on met à la sortie de la maternité.

Ne confondez surtout pas le poids et le volume. Avec une alimentation intelligente et la pratique du bain dérivatif (ou poche de gel), vos os, vos muscles vont s'alourdir en même temps que la graisse épaisse s'en ira progressivement. Ne regardez donc pas la balance, mais surveillez vos mensurations, c'est le plus juste. Une bouteille pleine est lourde, vide elle est légère, mais ses mensurations ne varient pas. La bouteille pleine n'est pas plus grosse que la bouteille vide. Il faut donc être la bouteille pleine, avoir des os solides, des muscles bien pleins et être mince.

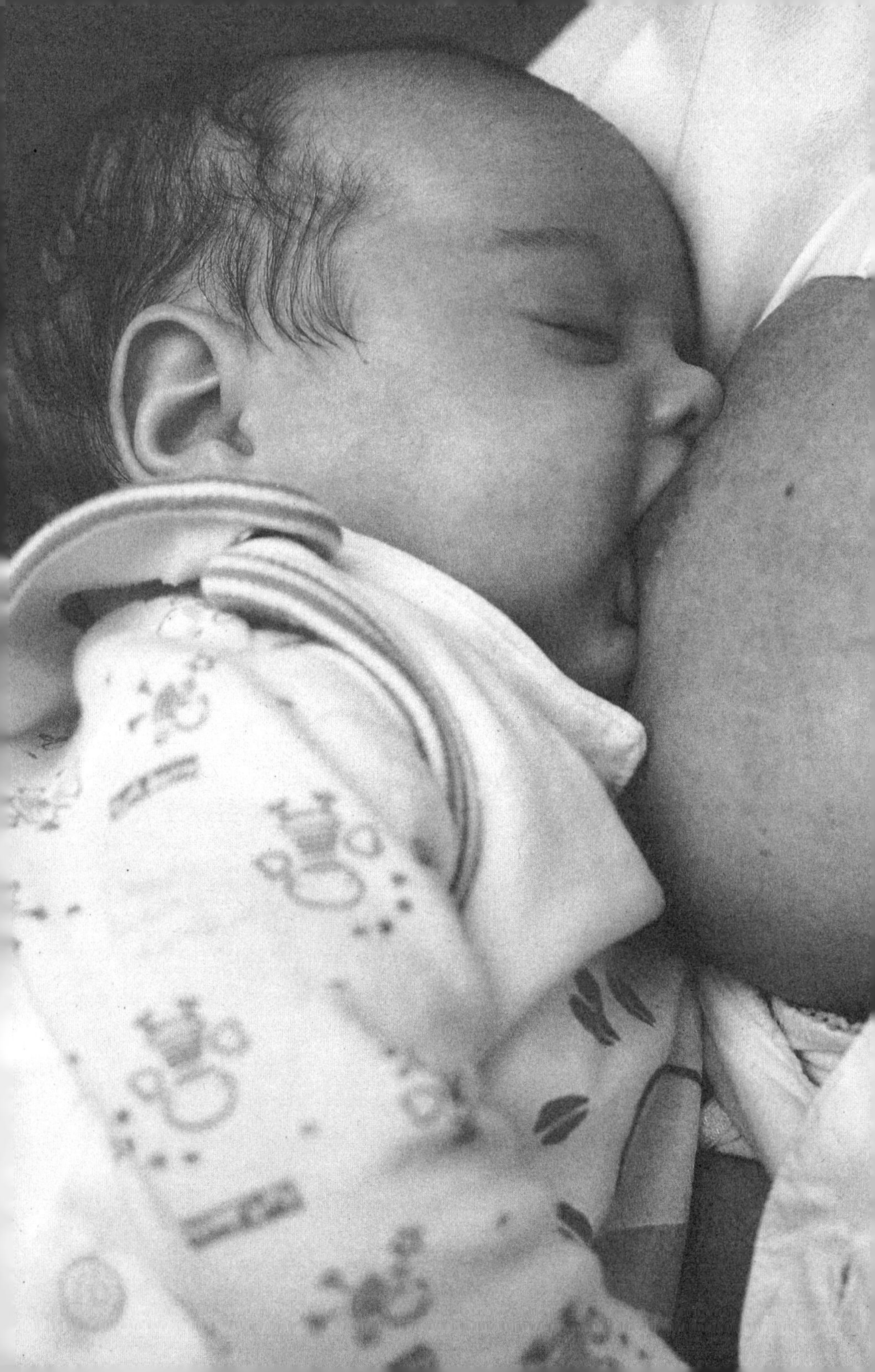

Nourrir le bébé

Pourquoi le lait maternel est si bénéfique ?

• Les avantages sur le développement de son cerveau

Non seulement son goût variable (comme sa composition) permet un bien plus grand développement des connections (synapses) du cerveau, mais il est le seul à contenir tous les acides gras dont notre cerveau a absolument besoin, ce qui n'est pas le cas des laits artificiels, même bios.

Comme vous le verrez au chapitre des compotes et des purées, chaque nouvelle saveur découverte par le bébé développe de nouvelles connections du cerveau. Vous donnez ainsi au cerveau de votre bébé, les meilleures chances de se développer. Les découvertes sur les avantages du lait maternel sur le cerveau humain ne font que commencer. Mais nous savons déjà que les bébés qui ont été allaités moins de dix mois ont des zones du cerveau qui ne se développeront jamais. C'est pourquoi il est important de maintenir au moins deux ou trois tétées aussi longtemps que possible, une le matin et deux le soir, par exemple, même si l'on travaille.

Un de mes oncles qui a longtemps exercé dans les centres de Protection maternelle et infantile disait que dans une consultation de nourrissons, s'il y en avait cinquante et un seul nourri au sein, il était capable de le désigner immédiatement, grâce à la vivacité du regard. Cela vaut bien quelques mois d'allaitement dans sa vie non ?

• Les avantages sur son système digestif

C'est le seul lait qui respecte et entretient une flore intestinale de qualité. Digestible en une heure et demie contre trois heures pour les laits en poudre, il offre au système digestif un repos indispensable entre deux tétées. Ce repos permet une meilleure assimilation. Il permet aussi à l'estomac

de rétrécir, retrouver son volume vide, et c'est ainsi que les bébés au sein ont un joli ventre plat très tôt, ils n'ont pas le ventre dilaté et flasque. La consistance des graisses d'un bébé au sein est de manière évidente une très grande différence. Un bébé au lait artificiel a de la peau d'orange aux fesses, des joues molles, un ventre replet et mou. Un bébé au sein a très vite le ventre plat. À quatre pattes son ventre est creux au lieu de pendouiller. C'est un bébé beaucoup plus tonique, plus agile. Enfin, un bébé allaité par sa mère n'a en général ni diarrhée ni constipation, ni angines.
Les bébés au lait en poudre n'ont pas de répit digestif entre deux tétées : ils passent tout leur temps à digérer, ils passent en permanence d'une digestion à une autre, ce qui est fatigant et peut rendre l'enfant agité par besoin de lutter contre cette fatigue.

• *Les avantages pour son alimentation future*
Un bébé au sein goûte toutes les saveurs des aliments que mange sa mère. Il sera donc beaucoup plus facile pour lui d'apprécier fruits, légumes, céréales complètes, etc. Il n'a pas non plus l'habitude du sucre ajouté et sera moins facilement attiré par les sucreries si vous continuez de l'alimenter sainement.
On voit arriver chaque année en maternelle des enfants de 2 à 3 ans qui ne mangent que des produits laitiers sucrés, des pâtes, des purées instantanées au lait, du jambon et des biftecks hachés ! C'est à l'école qu'ils découvrent les légumes et les fruits ! Et ceci se voit dans tous les milieux confondus !
C'est au moment du passage au lait en poudre toujours trop sucré que se prennent les mauvaises habitudes.
Méfiez-vous des livres de recettes et menus classiques pour bébés ! Bannissez dès à présent tous les desserts lactés et sucrés. Ces desserts n'existent que dans les pays les plus

industrialisés et n'ont aucune utilité nutritionnelle. Plus grave, ils sont riches en graisses saturées et en sucres, ce qui en fait des facteurs d'obésité. Un aliment sucré en fin de repas provoque immédiatement une fermentation qui rend la digestion lourde et lente. Ne mettez jamais un produit laitier dans un repas qui contient de la viande ou du poisson. Pas de purée au lait avec un steak haché. La purée se prépare à l'huile d'olive et non pas au lait ni au beurre. Les produits laitiers empêchent la dégradation, la digestion et l'assimilation des produits carnés et vice-versa. Cela a été démontré par l'Inserm, plusieurs livres du Docteur J.-M. Bourre font état de ces résultats. Pas de yaourt ou de petit suisse à la fin d'un repas qui contient de la viande ou du poisson. D'une manière générale, faites des repas simples sans jamais de dessert. Le dessert et les produits lactés n'existent que dans les pays où se développe l'obésité !

• *Les avantages sur son métabolisme (obésité...)*
Treize pour cent des enfants sont obèses ou proches de l'être, aujourd'hui en France. Depuis le 23 janvier 2005, note pays a atteint le même taux d'obésité chez les moins de 15 ans qu'aux États-Unis. Dans trois ans, ce sont les adultes qui seront touchés. Il n'y a plus de quoi pavoiser sur la spécificité française ! Car il faut quand même savoir qu'aux États-Unis, il existe énormément de personnes qui sont végétariennes, qui mangent bio, ou qui cuisinent sainement chez elles tous les jours. Les supermarchés bios de la taille d'un Carrefour, ici, existent là-bas depuis plus de trente ans, et c'est de l'Amérique du Nord que sont arrivées les premières modes du bio et du végétarien dans les années soixante. La Californie avait déjà une multitude de restaurants végétariens et bios lorsque le premier restaurant macrobiotique Le Bol en Bois n'existait pas encore à Paris ! Nous n'avons donc pas le monopole de l'alimentation saine, loin de là !

Sachez que les laits artificiels sont incriminés au même titre que l'alimentation industrielle, car ils sont trop sucrés (*).
Un bébé qui prend le sein ne fabrique que de bonnes graisses brunes, fluides. Il peut être très costaud, avoir beaucoup de muscles, mais il n'a pas de mauvaises graisses. Son visage a un contour plus fin, plus net que celui d'un bébé nourri au lait artificiel. Le lait maternel est assez riche pour que le bébé s'en contente au moins six mois et parfois dix mois, ce qui n'est pas le cas des laits artificiels. D'où une alimentation riche trop tôt en viandes, fromages blancs, farines, etc.

Les vitamines complémentaires sont-elles indispensables ?

Faut-il donner à mon bébé des vitamines complémentaires, du jus d'orange, de la vitamine D pour fixer le calcium ou du fluor ?
Le mieux est que vous fassiez très attention d'avoir une alimentation variée et de grande qualité. Pensez aussi à exposer votre bébé à la lumière solaire directe le corps aussi dénudé que possible. Je ne parle pas du soleil brûlant de l'été bien évidemment ! Pensez-y en particulier l'hiver, en automne. Libérez les jambes de votre bébé pour qu'il absorbe la lumière. Un bébé, un être humain sont exactement comme les plantes, ils se nourrissent aussi de lumière, indispensable à toute vie. Habillez les cerisiers ! Vous verrez s'ils produisent des cerises !

(*) ***Qu'est-ce qu'on mange encore ?* Les Dossiers du Canard, août 2000**

Consommez des aliments complets et de culture biologique, faites des repas intelligents et pensez chaque jour à exposer les bras et les jambes de votre bébé à la lumière et même au soleil doux, même celui de l'hiver. Les services de santé ont noté que depuis que les enfants portent des grenouillères, des joggings et des pantalons dès le plus jeune âge, le rachitisme et des carences en calcium sont apparues. Autrefois, les enfants étaient en culottes courtes jusqu'à quinze ans, même dans les pays nordiques. Ils avaient donc une plus large part de leur peau exposée aux rayons du soleil, ce qui permettait la synthèse de la vitamine D et la fixation du calcium.

Consommez vous-même tous les éléments dont votre bébé a besoin, y compris des agrumes, du persil, des légumes et des fruits pour la vitamine C, c'est la meilleure façon d'apporter à votre bébé ce dont il a besoin. Pensez à lui laisser les jambes à l'air le plus souvent possible ! Quel dommage de voir en plein été des bébés en combiné complet ! Les bébés nourris au sein résistent très bien aux courants d'air ! Mes bébés ont grandi sur des voiliers, à toutes les saisons. Or un voilier est exposé à tous les vents, l'intérieur est un vaste courant d'air, les capots (sortes de Velux sur le pont) ouvrent directement sur le ciel, le vent, le soleil, les étoiles et les embruns. Jamais je n'ai su ce qu'était un rhume, un nez qui coule, une angine, une diarrhée ou la constipation ! Or nous y avons vécu toutes les saisons dans des ports de tous les continents.

Les acides gras

Vous avez lu dans un journal ou sur une boîte de lait que telle marque enrichit son lait artificiel en acides gras très rares et indispensables au développement du cerveau de votre bébé. Vous avez peur que votre lait n'en contienne pas.

Détrompez-vous, votre lait contient des acides gras que seul le corps humain est capable de fabriquer. Votre bébé trouve

dans votre lait beaucoup mieux que dans le lait artificiel le plus parfait ! On vous dit que ces acides gras sont rares et indispensables sans vous préciser que le lait maternel non seulement les contient tous, mais qu'il en contient d'autres encore, qu'aucun fabricant n'est capable de reproduire !
Quant à vous, prenez l'habitude de consommer chaque jour de l'huile de colza bio crue dans vos repas, une poignée de graines de lin fraîchement broyée dans un moulin à café et aussi des graines oléagineuses telles que noix, noisettes, amandes (pas plus de six ou sept par jour !), graines de courge, de tournesol, etc.. Encore une fois, ces graines oléagineuses contiennent des acides gras essentiels très importants pour vous et pour votre bébé et non seulement elles ne font pas grossir, mais elles chassent les graisses épaisses. Elles peuvent alourdir vos os et vos muscles mais pas vous faire prendre du volume !

Les jus de fruits

Vers 4 mois, vous pouvez commencer à donner à votre bébé des jus de fruits frais, préparés par vous.
Ne vous laissez pas convaincre par le discours ambiant (venu des fabricants, bien sûr) qui tend à vous faire croire que petits pots et jus en bouteilles pour les bébés sont plus riches en vitamines et sels minéraux que vos jus faits à la maison avec les fruits que vous achetez !
Ils vous disent que la récolte est faite sur place et immédiatement convertie en flacons ? Ils oublient de vous dire aussi que ce n'est que de la conserve ! Ce n'est plus un aliment vivant comme celui que vous préparez vous-même ! Préférez toujours vos préparations à celles des usines !
La raison majeure pour laquelle le médecin vous conseille ce qui est stérilisé (jus de fruits, petits pots, lait UHT stérilisé pour la femme enceinte), c'est de minimiser les risques d'intoxication car dans nos pays industrialisés, nous avons perdu le sens

de l'hygiène. Soyez donc très vigilants. Le presse-agrumes, le centrifugeur doivent être lavés immédiatement après usage et ne pas traîner une heure sur le bord de l'évier, sinon du jus se colle à la paroi en plastique, l'attaque, s'y incorpore en partie par affinités moléculaires (plastique issu du pétrole et fruits étant tous deux composés de carbone, hydrogène, oxygène et azote) laissant une trace indélébile, une tache qui n'est plus parfaitement lisse et rend plus difficile le maintien de la propreté de l'appareil.
Observez toujours des règles d'hygiène stricte, lavez les fruits, lavez-vous les mains, prenez des ustensiles propres. Ne gardez pas le reste de jus dans le biberon qui a été à moitié bu : jetez le reste tout de suite. Pas de biberon qui traîne dans le sac ou le berceau. Ne gardez pas un jus frais plus de vingt-quatre heures au réfrigérateur. Rincez toujours immédiatement le biberon, la tétine, le gobelet tout de suite après usage, même si vous devez plus tard le laver à nouveau plus à fond ou le stériliser. Sachez qu'en été et à plus fortes raisons lors des canicules ou si vous vous trouvez dans une région très chaude, cette hygiène doit être draconienne. Savez-vous qu'en été, si vous laissez une casserole de riz toute la journée sur le réchaud, c'est un début de pourriture que vous avez au fond de la casserole le soir ? Bien peu de personnes y songent, pourtant il suffit de soulever le riz pour en découvrir le commencement d'odeur fétide. Au lieu de cela, on fait réchauffer le riz sans se poser de questions. La pourriture est brûlée, elle devient inoffensive au plan microbiologique, mais elle est mangée quand même ! De même en été, on ne doit jamais laisser sur la table une viande blanche (volaille) pendant tout le repas. Chacun se sert et on met le poulet directement au réfriférateur. Les viandes blanches sont souvent la cause de diarrhées en été pour avoir négligé ces précautions bien connues sous les Tropiques !

Si je lui donne des biberons, voudra-t-il encore le sein ?

Si vous donnez des biberons à votre bébé alors qu'il prend encore le sein, il est très important de respecter deux consignes : les trous de la tétine doivent être très petits, il faut absolument des tétines spéciales (voir page 69) et que l'aliment que vous donnez à votre bébé ne soit pas sucré artificiellement, c'est-à-dire sans sucre ni miel ajouté, s'il s'agit de lait. Les laits artificiels bios sont les mieux adaptés.

Lors de la reprise du sein, il est normal que votre bébé le refuse car il vient d'en perdre l'habitude. Parlez-lui doucement, dites-lui bien votre sentiment, que vous ne voulez pas l'obliger, mais que vous n'aviez pas l'intention de terminer l'allaitement comme cela. Que vous l'aimez, que vous comprenez que vous l'avez un peu bousculé dans ses habitudes. Et pour faire remonter votre lait, vous lui consacrez vingt-quatre heures où vous le gardez en permanence contre vous (ou presque, bien sûr !). Aucun bébé ne résiste à cette tentation !

Votre bébé a une « ampoule » à la lèvre supérieure

Il arrive qu'un bébé se fasse une sorte de cloque dite ampoule à la lèvre supérieure à force de téter. C'est très rare au sein, cela se produit plutôt au biberon. C'est sans gravité et disparaît tout seul.

Ne laissez pas bébé votre mâchonner le sein !

Ne laissez pas votre bébé jouer à mâchonner votre sein. Cela peut se produire lorsque ses gencives épaississent en vue des premières dents. Mais votre bébé n'est pas stupide. Lorsqu'il mâchonne, il est très conscient que ce n'est pas vraiment « normal ». Il vous regarde, il évalue votre réaction. Il est capable de mordre. En fait, il cherche déjà la limite à ne pas dépasser et qui va le rassurer, le sécuriser. Il ne mord jamais par hasard, sans le faire exprès. Il sait qu'il mord.

Il n'y a qu'une chose à faire, l'en empêcher avec fermeté. Sans crier bien sûr, mais sur un ton sérieux, très ferme et convaincu (sauf si vous avez envie d'avoir très mal !), n'en riez pas. Ce sont votre sérieux, votre assurance, votre conviction qui le rassureront. Il saura où il doit s'arrêter pour ne pas vous faire mal, pour ne pas mettre en danger sa propre sécurité, en l'occurrence vous ! Ne laissez surtout pas passer cette première occasion de marquer la limite à ne pas dépasser, sinon, la prochaine tentative sera plus grave, il risque de lever la main sur vous, vous taper. Les parents qui rient de ces gestes de leur bébé, qui ne lui opposent qu'un « non » mollasson et presque amusé de voir un si petit bébé essayer de les battre se préparent des années difficiles et mettent sans le vouloir leur enfant dans l'insécurité. Car autant il est facile d'apprendre à un bébé de moins d'un an les limites et le respect, autant c'est mission très difficile ensuite, surtout après l'âge de dix-huit mois ! Il est désolant de voir le nombre d'enfants de trois ans qui « battent » leurs parents, leur tirent la langue, se moquent d'eux, tout simplement parce que l'on n'a pas su dire non fermement avant un an !

Quelles tétines utiliser, quel tire-lait, où les trouver ?

En France, les seules tétines qui débitent exactement comme le sein sont les tétines Avent. On les trouve dans tous les magasins spécialisés pour les bébés et en pharmacies. Vous y trouverez aussi des tire-lait manuels très pratiques si vous confier votre bébé quelques heures.

Comment tirer mon lait ?

Vous pouvez avoir besoin de tirer votre lait soit pour désengorger les seins, soit pour préparer un biberon à votre bébé que vous voulez confier. Procurez-vous dans un magasin spécialisé un tire-lait manuel, le plus simple. Le tire-lait électrique n'est intéressant que si vous vous en servez tous les jours, ce qui est le cas de certaines mamans d'enfants hospitalisés ou prématurés gardés en couveuse. Ou encore pour les femmes qui vendent leur lait excédentaire à un lactarium. Si vous ne tirez votre lait que deux fois par jour parce que vous avez repris votre travail, le tire-lait manuel convient très bien.

Puis-je réchauffer mon lait au micro-ondes ?

Ne réchauffez jamais ni votre lait ni du lait artificiel, ni du lait de vaches au micro-ondes. D'une part, le réchauffement endommage les graisses et acides gras précieux qui ne doivent pas dépasser la température du corps, soit trente sept degrés centigrades sans être altérés, déformés et rendus cancérigènes [*]. D'autre part, les ondes continuent leur voyage tant que l'aliment est chaud et peuvent brûler l'appareil digestif de votre bébé. Enfin la saveur en est très altérée. Lisez bien les notices qui accompagnent les fours à micro-ondes. Il est écrit en toutes petites lettres que vous devez laisser l'aliment refroidir avant de le consommer ! Intéressant non ? On se demande bien à quoi cela sert de réchauffer ! Sachez que l'inventeur du four à micro-ondes est mort par brûlures du tube digestif !

Dans les maternités, on vous demande de ne pas faire chauffer le lait de votre bébé, pour que vous n'utilisiez pas le micro-ondes. Une récente étude américaine a mis en relation l'utilisation du four à micro-ondes et le nombre croissant de bébés et de jeunes enfants atteints de leucémie.

(*) *L'alimentation bio*, Docteur Lylian Le Goff, Editions Roger Jallois, 1999

Quels aliments en plus du lait maternel ?
Allaiter son bébé longtemps ne signifie pas que vous ne lui donnez que votre lait ! Lorsque votre bébé aura 4 – ou mieux 6 – mois, vous introduirez peu à peu les fruits et les légumes, les céréales, les purées d'amandes et de noisettes. Vous pourrez aussi commencer à donner des purées de légumes bios cuits à la vapeur, écrasés et assaisonnés d'un filet d'une bonne huile crue bio de première pression à froid.

Les compotes et les purées : du cru ou du cuit ?
C'est aussi vers le quatrième mois que le médecin vous conseillera de donner des compotes. Mais vous pouvez attendre six mois, comme c'est le cas aux États-Unis où les médecins trouvent normal l'allaitement de six mois au moins. Des études récentes laissent supposer que l'introduction trop précoce des aliments solides tels que fruits, légumes et surtout viandes, œufs et fromages seraient à l'origine de nombreuses allergies dont 30 % des enfants sont victimes.
Un bébé au sein peut ne vivre que du lait de sa mère jusqu'à 8 mois sans souffrir de la moindre carence. Cela se pratique aux États-Unis et dans les pays nordiques aussi développés que chez nous. Mais vous pouvez introduire des farines, des compotes et des purées de légumes à partir de 4 ou 5 mois révolus. Restez dans le végétal (à l'exception du lait bio pour bébé). Et faites tout cela vous-mêmes. Utilisez des produits bios et contrairement à ce qui est dit trop souvent, commencez par du cru en très petites quantités, par demi-petites cuillerées. Durant des millénaires, notre cerveau a été habitué à reconnaître les molécules de nos aliments crus. La cuisson déforme ces molécules. Le cerveau ne les reconnaît donc plus et les prenant pour

des envahisseurs, il mobilise nos globules blancs, autrement dit notre immunité. C'est pourquoi un repas cru nous laisse en pleine forme alors qu'un repas cuit et surtout trop cuit (autocuiseur, friture, micro-ondes) nous donne envie de dormir ou de nous reposer.

Commencez donc par du cru avec votre bébé.
Le plus simple, tant que vous allaitez et si vous avez des dents saines sans plombages, est de mastiquer vous-même un morceau de fruit et de lui en donner la valeur d'un petit pois en bouche à bouche. Ensuite, vous écraserez parfaitement le fruit et vous lui donnerez une demi-cuiller à café et augmenterez les rations très progressivement. Soyez très stricte sur l'hygiène avec les aliments, d'autant plus qu'ils sont crus.
On vous déconseillera peut-être les fruits tropicaux. Mais si comme mes enfants, vous en avez toujours consommé, y compris pendant votre grossesse, vous n'avez aucune raison d'en priver votre bébé s'ils sont de bonne provenance et que vous commencez par de très petites quantités ! Nous sommes très nombreux en Europe à avoir des origines tropicales !
Ce n'est qu'après lui avoir fait maintes fois goûter du cru que vous passerez au cuit, mais du cuit préparé par vous.
N'utilisez les petits pots que très occasionnellement. Gardez les récipients et leur couvercle pour y mettre vos propres préparations. Si vous confiez votre enfant à une nourrice dans la journée, demandez-lui très formellement de ne jamais réchauffer vos petits pots, surtout pas au micro-ondes. Si vous manquez d'assurance sur ce plan, lisez ce qu'en dit le Docteur Lylian Le Goff [*] et faites-le lire à votre nourrice. Les bonnes huiles bios de vos préparations deviendraient tout simplement cancérigènes !

(*) Soyez bien mangez bio, op. cit.

Un bébé mange avec plaisir un repas froid, surtout lorsqu'il est allaité par sa mère et vos préparations ont bien meilleur goût si elles ne sont pas réchauffées. Un bébé n'a absolument pas besoin de prendre des repas chauds, même en hiver ! L'aliment se réchauffe suffisamment dans la bouche, il n'arrive jamais glacé dans l'estomac.
Ne permettez jamais non plus que l'on réchauffe le biberon de lait au micro-ondes ! Non seulement vous abîmez considérablement les molécules du lait, mais en plus votre bébé risque d'avoir des brûlures du système digestif. Faites un essai vous-même. Goûtez du lait de ferme sans aucun additif chauffé dans une casserole et comparez la saveur du même lait chauffé au micro-ondes ! Dans le deuxième cas, il prend un goût de lait en conserve ! Les petits enfants ne s'y trompent pas ! À condition de ne pas y mettre sucre ou chocolat bien sûr !
N'hésitez pas à être très ferme et gentille quand même, avec la nourrice. Le problème est que les nourrices s'attendent toutes à avoir des exigences de la part des parents. Mais elles s'attendent rarement à ce genre d'exigence-là. Elles résistent et vous répondent qu'elles utilisent depuis vingt ans le micro-ondes avec leurs enfants. Vous pouvez leur répondre que leurs enfants ne mangent pas « que » du micro-ondes, ils se rattrapent ailleurs. Le bébé, lui, n'a que ce repas que vous avez préparé avec soin, dans lequel vous avez mis une huile bio crue. La nourrice est à votre service, elle doit accepter ce que vous lui demandez.
Sachez aussi que le cerveau de votre bébé se développe en permanence, les connections entre les neurones se multiplient à chaque nouveau stimuli, à chaque fois que votre bébé découvre une sensation nouvelle (goût, parfum, couleur, son, etc.). Or les petits pots, jus de fruits et laits maternisés sont élaborés de sorte à avoir toujours le même goût. Donc lorsque votre bébé retrouve une saveur connue, il ne développe pas

de nouvelles connections, il utilise les anciennes. C'est ce qui se produit avec les laits artificiels également. Par contre, le lait maternel qui change sans cesse de goût, les préparations familiales jamais identiques à elles-mêmes apportent à chaque fois une découverte qui développe les connections neuronales. Vous comprenez pourquoi un bébé nourri au sein est bien plus vif, éveillé qu'un bébé au biberon !

Attention aux petits pots contenant de la viande et du poisson !

Les récentes études faites sur les allergies de plus en plus nombreuses chez les enfants (30 % des enfants de moins de dix ans !) tendent à mettre en relation l'introduction précoce (dès trois mois, ce qui était alors recommandé) des petits pots de viande et de poisson mélangés à des purées de légumes.
Ne donnez pas de fromages, viande ou poissons à votre bébé avant qu'il ait toutes ses dents et soit capable de les mastiquer. De plus, vous pouvez faire un test très simple. Vous achetez l'un de ces petits pots et vous essayez de le manger vous-même. Il n'y a aucune raison pour que votre bébé se régale de quelque chose qui vous rebute !

Attention à tout ce qui est mixé !

Il faut noter aussi que les orthodontistes disent qu'ils n'ont jamais vu autant de problèmes de dents mal posées que depuis l'invention du mixer et des petits pots pour les enfants. Ces derniers ne mastiquant plus, leurs mâchoires et leurs gencives ne se musclent et ne se fortifient plus et les dents ont du mal à se loger ou poussent de travers.
Rien ne remplace un vrai quignon de pain ou la fraîcheur du fenouil cru ! Ici encore les préparations-maison sont irremplaçables. Mixées de façon moins parfaite et homogène que les purées du commerce, elles préparent vos enfants à

accepter des consistances différentes et par la suite, une alimentation plus variée. Écrasez finement une poire bien mûre à la fourchette, ce sera bien meilleur pour les dents de votre bébé ! Ne vous désolez pas de retrouver dans les selles quelques morceaux entiers de carottes : avant le mixer, il en allait ainsi pour tous les bébés du monde ! L'aliment mixé n'est pas mieux assimilé si le bébé mange trop vite, ce qui est généralement le cas puisque « ça glisse tout seul ! ».

Problèmes de bébés

Mon bébé ne veut pas téter : que faire ?

Il arrive qu'un bébé, qui vient au monde de très petite taille, naisse « fatigué ». C'est la raison pour laquelle il serait si important de faire téter le bébé immédiatement lorsqu'il sort du ventre de sa mère, car à cet instant précis, il attrape le sein comme il faut. Il est bien rare cependant qu'un nourrisson refuse complètement de téter. Ce sera long, mais sauf exception, il y arrivera. Le problème, bien souvent, est qu'il faut lui laisser du temps et que dans les maternités, on n'aime pas cela !

L'histoire que raconte le Docteur et pédiatre Aldo Naouri dans *L'enfant bien portant de zéro à deux ans* est très exemplaire dans ce sens. Ce médecin nous raconte qu'au début de sa carrière, dans son quartier, son ancien professeur de médecine lui envoya un jeune couple qui venait d'avoir un bébé de très petit poids, moins de trois kilos. Ce couple lui ayant rendu visite, il demanda à la mère du bébé d'une semaine comment elle allait le nourrir. Elle répondit qu'elle l'allaiterait à la demande. Aldo Naouri approuva et dit qu'il se tenait à leur disposition.

Un mois passa, et alors que le médecin pensait que le jeune couple avait décidé de changer de pédiatre, il vit arriver dans son cabinet cette maman avec un très beau bébé. Étonné, il lui demanda, prêt à compatir, si cela avait été difficile, combien de fois ce bébé avait tété par jour et par nuit pour devenir aussi beau ? Une fois toutes les douze heures, deux fois par jour seulement fut la réponse de la maman.

Aldo Naouri dit qu'il en eut froid dans le dos. Ce bébé n'avait tété que toutes les douze heures, s'offrant ainsi le luxe d'une longue assimilation, laissant se reposer tranquillement son père et sa mère.

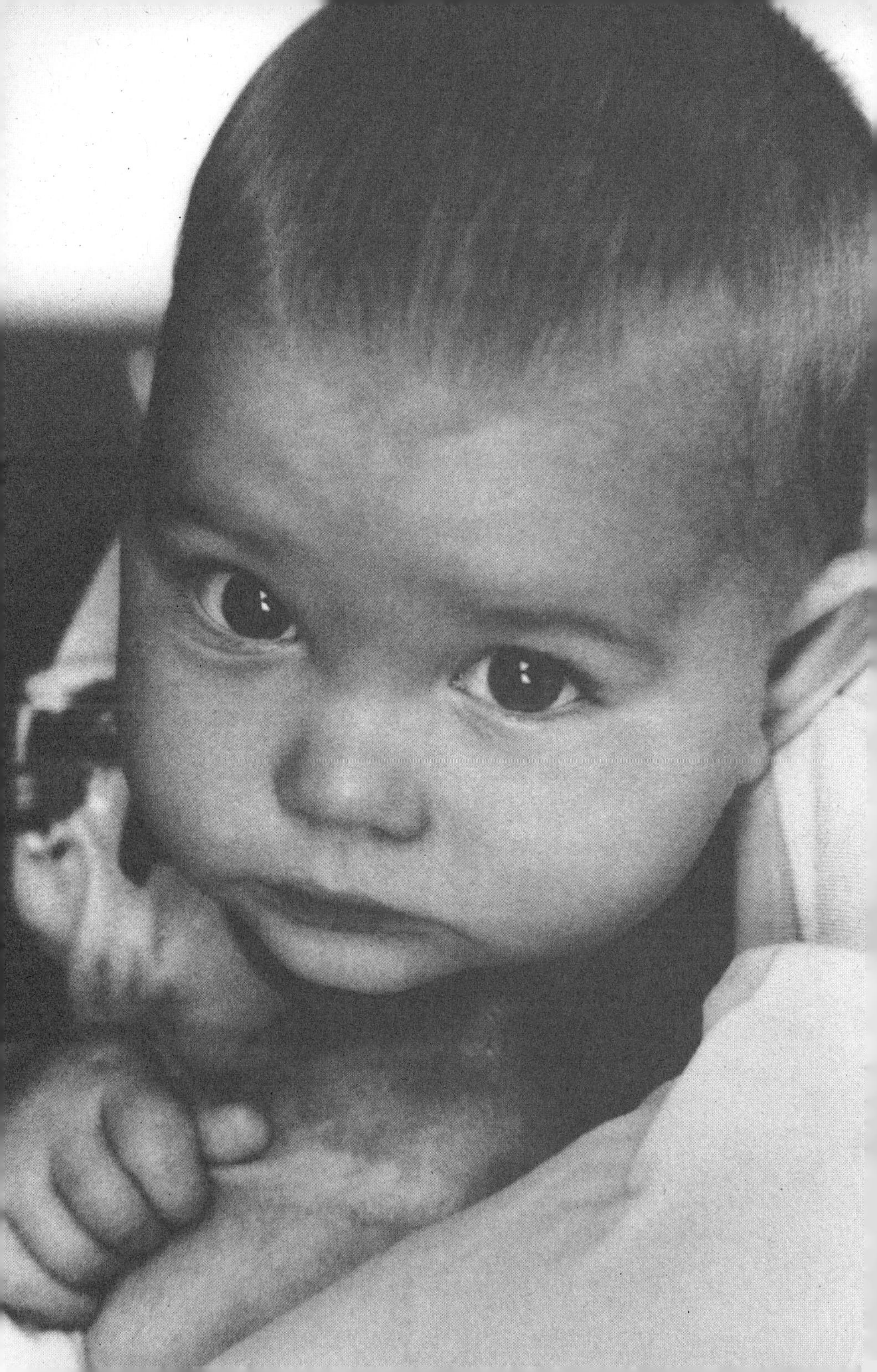

Aujourd'hui, nous dit encore Aldo Naouri, ce bébé est devenu un homme magnifique, ingénieur, dont les enfants ont pour pédiatre Aldo Naouri.
Ce qu'il nous faut saluer là, c'est la confiance absolue que ces parents ont faite à leur bébé. Imaginez quel aurait été le sort de ce nourrisson si les parents affolés étaient allés conter leur aventure au médecin ou à l'hôpital : il aurait été mis immédiatement en gavage forcé ! Du coup, c'est nous qui en avons froid dans le dos ! Seuls les bébés – et leurs mamans – savent comment et quand ils doivent téter !

Le rot ou le renvoi d'air

N'oubliez pas, même au sein, de faire faire le renvoi d'air à votre bébé avant de le coucher sur le dos ou sur le côté.
Il arrive que le bébé n'ait pas rejeté tout l'air alors que vous l'avez recouché. Vous le verrez alors grogner, pleurer doucement, se recroqueviller. Vous le reprenez dans vos bras, bien droit, en lui appuyant le ventre contre votre poitrine, la tête à la hauteur de votre épaule sur laquelle vous posez une serviette ou une couche de tissu pour recueillir les renvois de lait éventuels.
Ne le secouez pas (il ne faut jamais agiter les bébés, c'est très dangereux pour leur cerveau), vous pouvez tapoter très doucement dans son dos, mais pas plus. Laisser-lui le temps nécessaire, là aussi.

Mon bébé régurgite, est-ce normal ?

Tous les bébés régurgitent un peu ou beaucoup, selon leur « voracité » ! Toutes les mamans ont en permanence sur elles tout ce qu'il faut pour essuyer ces bavures plus ou moins importantes et qui se produisent souvent au moment où on s'y attend le moins. Faites attention d'allaiter votre bébé dans un lieu calme pour qu'il tète tranquillement sans être sans cesse interrompu ou perturbé par l'agitation et le bruit autour de lui.

Les vomissements

Faites bien la différence entre un bébé qui régurgite de petites quantités de lait caillé et un bébé qui vomit. Un vomissement se produit en général par spames et grands jets liquides. Il rejette tout le contenu de l'estomac. Cela peut se produire pour des raisons mécaniques si vous faites prendre un bain au bébé juste après sa tétée au début de la digestion, ou s'il a subi des secousses après un biberon. Mais cela doit être très exceptionnel. Si la cause est de cet ordre, le bébé redevient très vite souriant et puis il a faim.
Par contre, le motif peut être d'origine pathologique, dû à un microbe infectieux, ou à une mauvaise fermeture de l'entrée de l'estomac (le cardia). Dans ce cas, le médecin vous demandera de mettre votre bébé dans un siège-lit semi-incliné jusqu'à ce que cette ouverture de l'estomac fonctionne correctement. Plus rarement, il faudra ensuite une intervention chirurgicale.
S'il s'agit d'une infection, votre bébé a mauvaise mine, il ne sourit plus, il ne s'intéresse plus à rien. Vous devez absolument le montrer au médecin car il a besoin de soins tout de suite sans tarder. Ou bien rendez-vous aux urgences de l'hôpital.

Les selles du bébé au sein

Tout d'abord, il faut savoir qu'un bébé au sein a beaucoup moins de selles qu'un bébé au biberon. Il peut même n'avoir parfois qu'une selle par semaine.
Les selles d'un bébé au sein ont un aspect d'œufs brouillés et ne sentent pas franchement mauvais (si vous avez l'impression qu'elles sentent mauvais, que direz-vous lors des premiers biberons ?) Elles sont un moyen très simple de s'assurer que la digestion du bébé est bonne, qu'il est en bonne santé.

Autrefois, les médecins de famille interrogeaient toujours les mères : « *Comment sont les selles ? D'un beau jaune ?* » Il n'y avait pas de problème. Elles virent au vert ? Le bébé digère mal. Elles sont franchement liquides ? Il a une diarrhée. Elles peuvent aussi être grises et sableuses : le bébé doit être montré au médecin.
Un bébé au sein ne doit jamais avoir de diarrhée. Il peut avoir des selles plus molles parce que vous avez mangé beaucoup de fruits tels que des cerises ou des prunes. Veillez alors à manger plus d'oléagineuses (amandes, noix, noisettes, graines de tournesol) et de céréales complètes.
Souvenez-vous bien qu'un bébé au sein n'a pas obligatoirement une selle chaque jour, surtout si votre alimentation est de grande qualité. Il arrive que seulement trois selles soient faites en huit jours. Du moment que le bébé va bien, il n'y a pas lieu de s'inquiéter, votre lait est très nutritif et bien assimilé.

La diarrhée

Il se peut aussi que votre bébé ait une diarrhée infectieuse, qui arrive par saccades rapprochées. Il devient inerte, fatigué, il a mauvaise mine, il ne rit plus. Rendez-vous alors à l'hôpital le plus proche, car une telle diarrhée est toujours dangereuse pour un nourrisson ou un bébé qui se déshydrate en quelques heures et peut en mourir. Elle peut être due à un staphylocoque doré communiqué par une personne de son entourage qui a soit un furoncle, soit un bouton blanc, même protégé d'un pansement.
Si vous êtes très isolée, sans aucune possibilité de joindre un médecin ou un hôpital, que votre bébé mange déjà d'autres aliments en plus du lait maternel, supprimez tout ce qui n'est pas votre lait. Ne donnez plus que le sein, même s'il réclame autre chose. Faites à votre bébé des bains dérivatifs de cinq

à sept minutes à chaque fois que vous le changez et en le mettant très au chaud (il ne doit surtout pas prendre froid pendant les bains dérivatifs qui n'agiraient plus). Si vous le pouvez, faites lui boire quelques cuillerées d'eau qui a bouilli et dans laquelle vous aurez dilué de la poudre d'argile verte illite surfine de la marque Argiletz (la seule reconnue par le ministère de la Santé comme comestible). Ne lui donnez pas le fond solide qui est dans le verre, mais l'argile en suspension. Et qu'il prenne le sein à volonté.
Mon propre frère a été sauvé in extremis d'une dysenterie bacillaire à l'âge de quatre ans grâce à une femme allaitante alors que mes parents se trouvaient à l'île de la Réunion en 1937 et sans antibiotiques !
Pour un bébé qui mange à la cuiller, si vous êtes loin de toute aide médicale, faites la cure de banane du Docteur Paul Carton. Écrasez le fruit aussi finement qu'une mayonnaise, écrasez-le à la fourchette et non pas au mixer. Laissez la banane s'oxyder et brunir durant trente à quarante minutes et donnez-la à l'enfant à la petite cuiller. Faites-lui en manger ainsi écrasée et oxydée toutes les deux heures jusqu'à ce qu'apparaissent des selles bien moulées. On ne peut pas dire que la banane constipe, elle répare la flore intestinale, ce que le Docteur Katherine Kousmine avait elle-même expérimenté après le Docteur Carton. Bien évidemment, vous faites cela avec des bananes bios !
Et vous, ne vous débrouillez seule que dans le cas où vous êtes loin de toute aide médicale !

La constipation

Comme pour la diarrhée, elle ne devrait jamais se produire chez un enfant au sein, à moins que vous mangiez bien mal ! Si tel est le cas, faites des bains dérivatifs à votre bébé. Au moment du change, tout en le maintenant bien couvert, au chaud, prenez un récipient contenant de l'eau froide (celle du robinet) et un gant de toilette. Mettez sous ses fesses une serviette de toilette pliée en deux ou en quatre. Puis plongez le gant de toilette dans l'eau fraîche, essorez grossièrement et appliquez le gant bien humide et frais sur le sexe du bébé. Tapotez pendant deux ou trois minutes pour un bébé de moins de huit kilos, cinq minutes s'il pèse plus. Rafraîchissez régulièrement le gant en le plongeant dans l'eau durant toute l'opération. C'est un aller-retour permanent de l'eau vers le bébé.

En général il suffira d'un ou deux bains dérivatifs pour régler ce problème de constipation. Souvenez-vous que les mères renardes et chattes lèchent abondamment la région qui entoure le sexe de leurs petits qui, selon les vétérinaires, ne pourraient pas faire leurs besoins sans ce « travail » maternel. Ils mourraient intoxiqués.

Nos bébés subissent un peu la même chose lorsque nous les lavons. Le problème est qu'ensuite, ils ont le sexe maintenu au chaud par les couches, l'intestin devient alors paresseux et ne vibre plus. Les couches modernes hyper absorbantes gardent trop longtemps les fesses au chaud et sont très préjudiciables. Les bains dérivatifs les aident à retrouver très vite leur motilité. Plus vous laisserez votre bébé les fesses à l'air (en été, par exemple) mieux il se portera !

C'est particulièrement important pour les petits garçons qui devraient toujours avoir les testicules à une température presque froide. Regardez l'ours polaire : il est couvert d'une fourrure très chaude sauf au sexe, ce qui lui permet de garder cette partie au frais. Des études allemandes (*) recommandent de préférer les changes de coton pour les petits garçons, la cellulose maintenant une température

(*) Sciences et avenir, juin 2000

trop élevée pour un bon développement des testicules. Dans les magasins bios, vous trouverez des couches en coton lavables, ce qui ne pose plus de réel problème à l'heure de la machine à laver et s'avère plus économique et plus écologique que celles en cellulose. De plus ces couches sont vendues avec des feuillets jetables prévus pour les selles que l'on place dans la couche au moment opportun. Il n'y a donc plus aucune raison valable aujourd'hui pour maintenir le sexe de nos bébés au chaud !

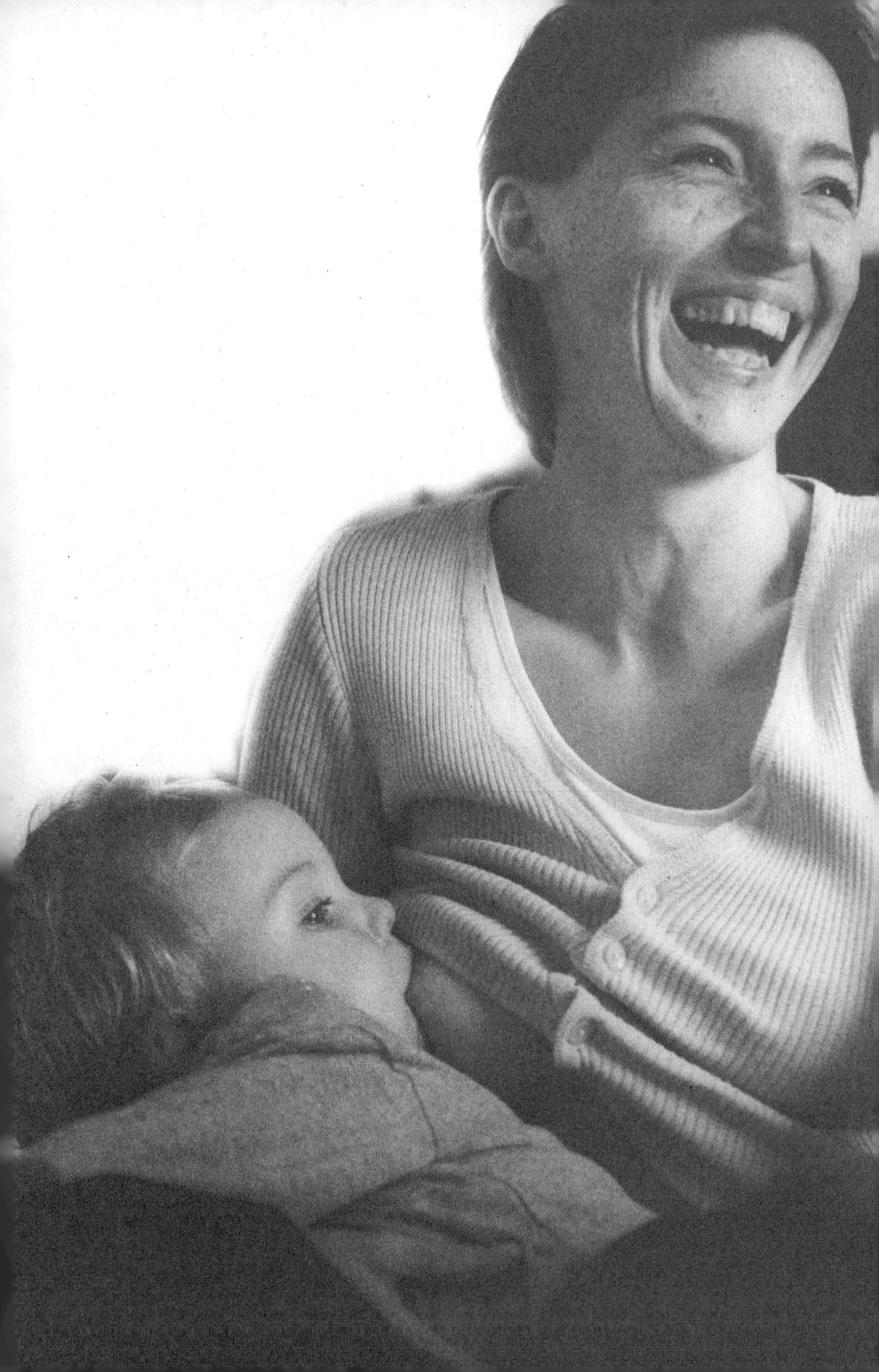

Problèmes de mamans

Vous avez trop de lait

En général, ce trop de lait ne dure que quelques jours ou deux ou trois semaines.

Si c'est votre cas, appelez l'hôpital le plus proche de chez vous et proposez votre lait au lactarium. Vous aurez à le tirer vous-même et à le mettre au congélateur dans des récipients stériles qui vous seront fournis. Le lactarium s'occupera de la collecte, vous n'aurez pas à vous déplacer et votre lait pourra peut-être sauver des bébés ou aider considérablement des prématurés.

Si vous préférez garder votre lait, vous pourrez en tirer de temps en temps pour en faire un biberon le jour où vous décidez d'aller au cinéma ou à la piscine vous faire du bien ! Car si le nouveau bébé est le centre de votre univers au commencement de la vie, il ne va pas le rester, ce serait au détriment de votre couple, de votre vie de famille ou de votre vie personnelle ! Ne manquez donc pas une occasion de vous occuper de vous et du reste de la famille !

Vous n'avez pas beaucoup de lait

Si votre bébé dort bien et grossit normalement, votre lait est suffisant.

Si vous manquez réellement de lait et que votre bébé a faim, soit votre bébé ne tète pas assez fort, soit vous ne mangez pas assez bien ou vous êtes trop fatiguée. Allongez-vous, oubliez les tâches ménagères, ne vous occupez plus que de votre bébé et de vous.

Une fois de plus, mangez correctement des aliments riches : amandes, noix, noisettes, graines de courge, de tournesol, noix de pécan, de cajou, natures (ni grillées ni salées) ou en purée sans sucre ajouté. Ne prenez pas les confits mais la purée

toute simple. Tartinez du pain au petit épeautre bio, consommez des fruits, mais aussi des fruits séchés tels que figues, abricots, bananes séchées. Faites-vous des salades de fruits mêlées à une banane écrasée, additionnée de deux cuillerées à soupe d'huile de colza bio, de jus de citron et d'une poignée de graines de lin et une de sésame broyées. Faites-vous un goûter de tapioca, pensez à boire de l'eau chaude à petites gorgées. Pour les repas chauds, n'oubliez pas les légumineuses (lentilles, haricots blancs, rouges, fèves, pois cassés, etc.) qui augment bien la production de lait !
Dormez à chaque fois que vous le pouvez en même temps que votre bébé. Évitez de rester debout en préparant les repas, asseyez-vous. En sortant de table, allongez-vous un long moment. Obligez-vous à le faire, tout peut attendre sauf votre repos. Contactez l'assistante sociale pour qu'elle vous attribue quelques heures d'aide ménagère remboursées par la Sécurité sociale.
Il suffit souvent d'un peu de repos pour faire beaucoup de lait. N'avez-vous pas remarqué que la meilleure tétée est celle qui suit votre plus long sommeil ?

Comment stimuler la lactation ?
Pour stimuler la lactation, vous pouvez aussi pratiquer le bain dérivatif (voir page 92) ou utiliser l'argile en applications quotidiennes de deux heures sur le bas du ventre, cataplasme épais d'argile verte illite bien centré qui ne doit jamais sécher sur la peau. L'argile par voie interne est aussi très intéressante (voir page suivante *Comment stimuler la lactation avec l'argile ?*). Il se peut aussi que vous manquiez de repos. N'hésitez pas à vous allonger aussi souvent que possible, et à dormir. La fatigue est le plus grand ennemi de l'allaitement, le repos son meilleur allié. La fatigue peut engendrer des abcès au sein, et à terme une véritable

dépression qui bien souvent ne se manifeste qu'aux un an du bébé, au moment où l'effervescence qui entoure la naissance a disparu et où tout le monde autour de vous ne fait plus rien pour vous soutenir et vous aider.

Comment stimuler la lactation avec l'argile ?

Lorsque vous allaitez, vous pouvez boire de l'eau d'argile par périodes de vingt jours. Dans une bouteille d'un litre et demi, vous versez environ un centimètre d'argile verte en poudre Argile illite.

Vous remplissez d'eau, vous secouez et vous laissez reposer. Vous buvez l'eau claire. L'argile sera changée une fois par semaine. Vous pouvez aussi plus simplement mettre dans un verre une cuillerée à café d'argile (prise avec une cuiller en bois, en os ou en plastique). Vous versez de l'eau, vous remuez et vous buvez le lendemain.

L'eau d'argile purifie votre sang, nettoie et régénère vos organes et stimule la production de lait. Si l'eau d'argile a tendance à vous constiper par afflux de matières dans l'intestin, buvez beaucoup d'eau de source par ailleurs. L'eau d'argile que vous buvez ne peut faire que du bien à votre bébé. Et n'oubliez pas qu'autrefois, bien des familles vivant à la campagne n'avaient rien d'autre à boire que de l'eau du puits, sur une base d'argile !

Cataplasme d'argile sur le bas du ventre : préparez de l'argile verte illite dans une boîte alimentaire (en plastique garanti alimentaire, c'est-à-dire sans émanations de chlore) qui ferme hermétiquement et à large ouverture. Lorsque l'argile est prête, vous prenez du papier essuie-tout en triple épaisseur et, sans vous salir les doigts, vous prélevez dans le récipient une très grosse poignée d'argile. Vous l'appliquez directement sur la peau juste au-dessus de l'os du pubis et vous la laissez en épaisseur, au moins trois centimètres, vous ne l'étalez pas. Vous fixez le tout avec une bande Velpeau et remontez le slip par-dessus. Vous pouvez vaquer à vos occupations, l'argile doit être assez compacte pour ne pas couler, assez humide pour bien adhérer. Laissez deux heures, pas plus pas moins et retirez l'argile que vous jetez à la poubelle. Ôtez le surplus avec un mouchoir de papier humide et terminez au gant de toilette (choisissez-en un gris foncé ou « fatigué »). Ne mettez jamais d'argile dans le lavabo, vous boucheriez le siphon !

Ces applications peuvent être faites par périodes de vingt jours. Elles sont excellentes pour tout le bas du ventre, l'argile répare, stimule les diverses fonctions, revitalise, nettoie.

Je transpire et j'ai des frissons : pourquoi ?

Si vous transpirez au moment de la montée de lait, c'est normal. Mais si vous transpirez et que vous avez des frissons quinze jours plus tard, prenez votre température. Si vous avez de la fièvre, voyez le médecin. Si vous n'en avez pas , mais que vous avez mal au bout des seins, ou bien que vous avez des ganglions qui se forment sous les bras, couchez-vous aussitôt très au chaud, s'il le faut avec une bouillotte sur le foie et dormez. Faites en même temps un bain dérivatif en utilisant tout simplement la poche de gel dans votre lit, très au chaud. Vous éviterez ainsi un abcès au sein. Il ne faut jamais négliger ce genre de fatigue, ne pas remettre à plus tard le repos indispensable. Autant il est facile d'éviter un abcès au sein en se couchant bien au chaud dès le premier signal, autant ensuite cela devient très compliqué.

Aujourd'hui, si peu de femmes allaitent que nombreux sont les médecins qui ne savent plus reconnaître ces signes comme annonciateurs d'un futur abcès au sein, même lorsque vous leur en suggérez la probabilité. Vous risquez donc, après consultation médicale, de vous trouver dans une situation plus grave, celle de l'abcès avéré. Ces signes annonciateurs existent souvent quelques jours avant la formation de l'abcès, ce qui vous donne tout le temps de réagir et d'empêcher son apparition. Cela vaut vraiment la peine de faire un effort pour se reposer et n'oubliez pas la poche de gel.

Le meilleur remède est le repos, au lit, bien au chaud. Vous pouvez aussi appliquer un cataplasme épais d'argile sur le sein et en mettre en même temps un autre sur le bas du ventre. Faites des applications par périodes de deux heures, pas plus, pas moins. Si en plus vous effectuez des bains dérivatifs, ne serait-ce qu'avec la poche de gel, vous ne risquez rien.

J'ai des crevasses : que faire ?

Les crevasses sont des fissures qui se situent au niveau du mamelon. Elles sont le plus souvent dues au fait que le bébé prend mal le sein. Il ne prend pas l'aréole en entier dans la bouche et il abîme le bout du sein. Le médecin vous indiquera une pommade ou une poudre antiseptique que vous devrez soigneusement enlever avant la tétée. Vous pouvez aussi mettre de la poudre d'argile verte extra fine illite qui réparera les tissus lésés.

Vous n'aurez pas à craindre que le bébé en absorbe un peu, cela ne peut pas lui faire de mal. Enfin, vous pouvez, pour vous soulager, donner la tétée avec des protections de bouts de sein en silicone ou en caoutchouc. Le caoutchouc est plus agréable pour le bébé et plus naturel pour vous. Certaines personnes sont allergiques au silicone. Les crevasses doivent disparaître en deux jours. Si vous en avez la possibilité, essayez d'exposer les seins nus à la lumière solaire directe, d'un soleil doux bien évidemment. Cela peut se faire chez soi lorsqu'un rayon lumineux pénètre dans le logement par

la fenêtre ouverte (il ne doit pas y avoir de vitre entre le soleil et vous !).
La lumière solaire directe est excellent pour réparer la peau. Attention tout de même de ne pas provoquer une émeute dans votre quartier ! Bien évidemment vous faites cela dans un lieu à l'abri des regards ! Les peuples qui vivent de manière naturelle et simple tout comme les naturistes connaissent bien les effets réparateurs du soleil !
Longtemps le Docteur Spock, célèbre pédiatre et Laurence Pernoud (célèbre maman) et auteurs tous deux de livres sur l'éducation des bébés et des enfants, ont recommandé d'exposer chaque jour durant cinq à dix minutes les fesses nues des bébés à la lumière solaire directe et douce (pas au soleil brûlant !) soit pour prévenir les rougeurs, soit pour réparer leur peau irritée. Je l'ai maintes fois pratiqué avec mes propres enfants y compris à Paris, c'est plus efficace que toutes les crèmes et il n'y a aucun produit chimique !

J'ai des ganglions sous les bras

Si vous avez des ganglions sous les bras, c'est le signe que votre sein lutte contre une infection. Reposez-vous, prenez votre température. Si vous avez de la fièvre, voyez le médecin. Sinon, buvez de l'eau d'argile et mettez une poche de gel avant de vous coucher très au chaud. Vérifiez que vous n'avez pas de crevasse. Si tel est le cas, soignez-les. (voir page précédente).
Vous pouvez aussi faire des cataplasmes d'argile verte illite directement sur les ganglions, exactement comme sur le ventre. Mais en même temps vous devez absolument mettre soit un cataplasme sur le bas du ventre, soit une poche de gel dans votre slip, que vous devez changer dès que vous ne sentez plus la fraîcheur, elle ne doit jamais se réchauffer sur votre corps !

J'ai une boule sur le sein

Toute boule sur le sein doit être montrée au médecin. Il arrive, soit pendant la période d'allaitement mais le plus souvent au moment du sevrage que de petites poches de lait se forment dans les canaux galactophores. Il suffit de les masser très doucement pour les vider. Donc avant de paniquer, commencez par le faire très doucement, c'est très bénin et banal.

Remarque : contrairement à ce que l'on croyait jusqu'à présent, nous n'avons pas quinze à vingt canaux par sein mais seulement de quatre à neuf, ce qui signifie que les réductions mammaires ne sont pas anodines pour ce qui concerne l'allaitement ! Elles peuvent rendre difficile et parfois impossible l'allaitement.

Du sang ou du pus sort de mes seins

Vous devez arrêter immédiatement de donner le sein à votre bébé. Il est extrêmement rare que cela se produise si vous n'avez pas eu auparavant des ganglions, des douleurs et de la fièvre. Mais si, par exception, cela arrivait, allez tout de suite voir le médecin. En principe, cela ne devrait jamais se produire si vous réagissez au moindre signe de température, de frissons, de douleurs. C'est vraiment facile à éviter !

Le bain dérivatif

C'est une technique très ancienne et très connue de beaucoup de monde sur notre planète et en particulier en Allemagne et en France depuis cent ans (*). Elle active les membranes de nos deux intestins ainsi que l'ensemble de nos fascias, enveloppes qui entourent chacun de nos muscles, chacun de nos organes. Ces membranes contiennent et font circuler en permanence dans tout notre corps les graisses fluides dites brunes qui remplissent de nombreuses fonctions telles que la protection thermique (le chaud ou le froid), l'énergie que nous dépensons, l'alimentation continue de nos organes, muscles et os, le nettoyage continu de ces mêmes éléments avec le renvoi des déchets vers l'intestin, fonction hormonale si importante pour une maman, la réparation des tissus par le transport de cellules souches capables de restaurer tous nos tissus, les éliminations de nos mauvaises graisses et le remodelage du corps.

Ce système est activé normalement par la combinaison friction fraîcheur qui se produit dans nos deux plis de l'aine au niveau de notre sexe lorsque nous marchons entièrement nus au soleil. Ce qui n'est plus notre condition actuelle mais celle de nos ancêtres communs qui vivaient sous les Tropiques.

Pour le remplacer, nous utilisons en principe de l'eau fraîche et un gant de toilette, en gardant le corps très au chaud. Mais pour les jeunes mamans, il y a plus simple. Vous achetez deux ou trois poches de gel (Hot-Cold Pack ou Cold-Hot Pack) de vingt centimètres sur dix. Elles sont vendues à bas prix dans les magasins de sport et les très grandes surfaces au rayon pansements. On les trouve aussi en pharmacie, ce sont

(*) Du même auteur : *Le Bain dérivatif cent ans après Louis Kuhne*, Éditions du Rocher, 2000

exactement les mêmes produits. Comme l'indique la notice qui les accompagne, vous les mettez au congélateur (ou au freezer). On vous dit vingt minutes, mais vous pouvez les laisser beaucoup plus longtemps. Lorsqu'elles sont bien glacées, vous les entourez de *plusieurs couches* de papier essuie-tout et vous les mettez dans votre slip comme une serviette hygiénique. Attention : elles doivent être très très bien enveloppées de manière à ne pas risquer de vous brûler, ne pas vous geler, ne pas vous saisir ! Elles doivent diffuser longtemps une fraîcheur douce, agréable, très confortable. Vous gardez la poche aussi longtemps qu'elle est fraîche. Vous faites cela deux à trois heures par jour et plus en cas de fortes chaleurs ou si vous êtes très fatiguée. Non seulement vous récupérez vite la forme et vos formes, mais vous aurez une pêche d'enfer malgré les réveils nocturnes ! Veillez à toujours avoir très chaud lorsque vous la mettez. Ajoutez un pull de laine si nécessaire, la sensation de chaleur est très importante à ce moment-là, pas vous ne devez ressentir aucun frisson.
Si votre bébé vous réveille la nuit et que vous avez du mal à vous rendormir, mettez une poche de gel pendant une demi-heure et ôtez-la lorsque vous sentez que vous vous rendormez. Le matin au réveil, mettez-en une. Toutes les mamans de jeunes enfants qui connaissent la poche de gel en tirent un bénéfice énorme. Allez voir sur Internet, nombreux sont les forums d'échanges sur ce sujet. Le seul investissement est un lot de quelques poches de gel qui durent des années !

J'ai un abcès au sein, dois-je arrêter l'allaitement ?
Le médecin vous a dit que vous avez un abcès au sein. Si celui-ci connaît bien ce symptôme, il fera analyser votre lait pour voir s'il est contaminé. Il est bien rare qu'il le soit tant que vous ne perdez ni sang ni pus du mamelon. Si vous prenez des antibiotiques que le médecin juge non dangereux pour votre bébé, vous pouvez continuer d'allaiter si, également, vous n'avez ni sang ni pus qui sort du sein. Mettez la poche de gel du bain dérivatif autant de fois que possible dans la journée, cinq ou six fois serait le mieux. Buvez du lait d'argile et beaucoup d'eau. Le lait d'argile se prépare en mettant une cuillerée d'argile verte en poudre surfine illite dans de l'eau. Vous agitez et vous buvez. Veillez à boire beaucoup d'eau ensuite. Elle ne peut faire aucun mal à votre bébé. Si vous ne la prenez pas en même temps que l'antibiotique, elle ne l'empêchera pas d'agir mais elle permettra, avec le bain dérivatif, d'éliminer plus vite les résidus nocifs.
Si vous suivez bien tous ces conseils, vous n'irez pas jusqu'aux antibiotiques. Si vous n'avez pu les suivre, l'abcès peut aller jusqu'à l'extraction chirurgicale avec arrêt de la lactation. C'est rare.

S'il n'y a pas d'opération, il est possible d'arrêter de donner le sein durant la prise d'antibiotiques et de reprendre l'allaitement ensuite. Cela suppose une forte volonté et une bonne santé.

Comment utiliser l'argile avec un abcès au sein ?
Si vous en êtes au stade des ganglions, un peu de fièvre et que le médecin attend l'évolution sans arrêter la lactation, buvez du lait d'argile, mettez la poche de gel du bain dérivatif et faites un très gros cataplasme d'argile que vous posez sur le bas du ventre. Vous l'entourez d'une bande Velpeau, remontez votre slip et pouvez vaquer à vos occupations. Gardez-le deux heures, pas plus pas moins (*). Dans le même temps, faites un cataplasme d'argile que vous posez directement sur l'abcès. Attention, n'oubliez pas que vous devez toujours avoir un cataplasme sur le ventre en même temps que sur le sein. Recommencez chaque jour jusqu'à la disparition des symptômes, ce qui devrait se faire dans les trente-six ou quarante-huit heures.

Comment prévenir et éviter l'abcès au sein ?
En vous reposant, en mangeant bien, en ne manquant jamais la moindre occasion de dormir. Il vous faut aussi bien introduire l'aréole du sein dans la bouche du bébé afin d'éviter la formation de crevasses qui s'infectent et provoquent la formation de ganglions et d'abcès. Le repos est le meilleur antidote aux abcès.

J'ai très sommeil, est-ce normal ?
Il est tout à fait naturel d'avoir sommeil après avoir fait téter son bébé. Vous risquez de confondre cette envie de dormir avec de la fatigue. En fait vos hormones induisent le sommeil après chaque tétée, ce qui permet aux mamans de se rendormir après les tétées de nuit. Cette hormone permet aussi une meilleure lactation. C'est en dormant que l'on fabrique le plus de lait maternel ! Le manque de repos et de sommeil sont les causes principales d'appauvrissement de la sécrétion lactée et d'abcès au sein.

(*) du même auteur : *Le Petit guide de l'argile*, Editions LPM

Mon bébé mord le bout du sein

Si avec les premières dents votre bébé mord le bout du sein, levez l'index et faites-lui « non » très fermement, froncez bien les sourcils en lui mettant le bout de votre index sur la joue. Le froncement des sourcils, le doigt sur la joue sont des codes presque animaux que votre bébé sait parfaitement lire. Il les comprend très bien. Cela équivaut pour lui à se faire gronder. Si vous êtes convaincue, si vous ne souriez pas, si votre visage est bien en accord avec votre sentiment (en colère d'être mordue, ce qui est bien naturel !) votre bébé fera la grimace et pleurera probablement comme si vous l'aviez grondé et puni ! Il comprendra parfaitement que cela ne se fait pas, que cela ne doit jamais se renouveler, qu'il n'a absolument pas le droit de faire mal à sa maman !

S'il était en train de téter, vous appuyez doucement sur son menton pour le dégager du sein et vous arrêtez la tétée en disant qu'il ne doit pas mordre. Il ne recommencera pas, et il vaut mieux car cela fait très mal !

Si vous n'agissez pas ainsi, non seulement il recommencera plus fort pour voir jusqu'où il peut aller, mais il essayera aussi de vous taper. Il cherche tout simplement les limites de sa sécurité. Plus vous les marquez, mieux il se porte et vous aussi ! Surtout ne laissez pas passer une si belle occasion de lui enseigner qu'il ne doit jamais vous faire mal. Vous vous épargnerez ainsi bien des problèmes à venir pour lui donner le sens de l'autorité, le sens du respect. Vous aurez un bébé heureux qui ne passera pas son temps à chercher les limites en vous provoquant sans cesse comme le font malheureusement de plus en plus d'enfants dont les parents n'osent pas dire *non !*

Mon bébé a des dents, risque-t-il de me mordre ?

Un bébé qui a toutes ses dents sait parfaitement téter sans mordre, sans faire mal. Si vous visitez une ferme, vous pourrez faire l'expérience de faire téter votre doigt par un veau qui a ses dents de lait, il ne vous mordra pas non plus ! Nos bébés sont au moins aussi intelligents que les veaux, non ?

La vie de famille

La dépression de la première année

C'est une sorte de postbaby-blues qui peut se produire lorsque le bébé a entre 10 et 14 mois.

Les premiers mois d'euphorie générale de la famille sont passés, la routine s'est installée, la vie sexuelle ne s'est pas toujours bien remise en route, père et mère essaient de dormir la nuit. La maman est complètement débordée par tout ce qu'il faut faire avec son bébé, la fatigue aidant, elle ne pense plus qu'à lui et à toutes les tâches de la maison et à son travail. Le papa n'a pas toujours pu ou su prendre sa place, il commence à se demander à quoi il sert et n'ose pas trop prendre d'initiatives. La maman ne se sent pas très aidée. Autant de facteurs liés à de l'incompréhension, de la maladresse, une absence de formation pour devenir père et mère qui, ajoutés les uns au bout des autres, conduisent la maman vers une impression de vide, de ne plus exister, de s'exprimer pour répondre uniquement à des urgences, des exigences matérielles. Elle a, alors, l'impression d'être pompée, de se vider de sa substance, d'avoir perdu toute joie de vivre. D'autant plus compliqué que, vu de l'extérieur, tout va bien pour elle : elle a un beau bébé, un mari fidèle et présent, ils ont tous les deux du travail, la nounou est gentille, leur logement décent, tout pour être heureux ! Alors que se passe-t-il ?

Cette dépression-là est insidieuse et pernicieuse, elle met le couple en danger. Il est temps de s'offrir un week-end en amoureux et d'oublier ce bébé quelques jours.

Mais ce n'est pas toujours possible. Surtout pour les mamans seules ou pour celles qui n'ont aucune famille pour les soutenir, ce qui est de plus en plus fréquent ! Dans ce cas, le mieux est de demander de l'aide, une aide psychologique.

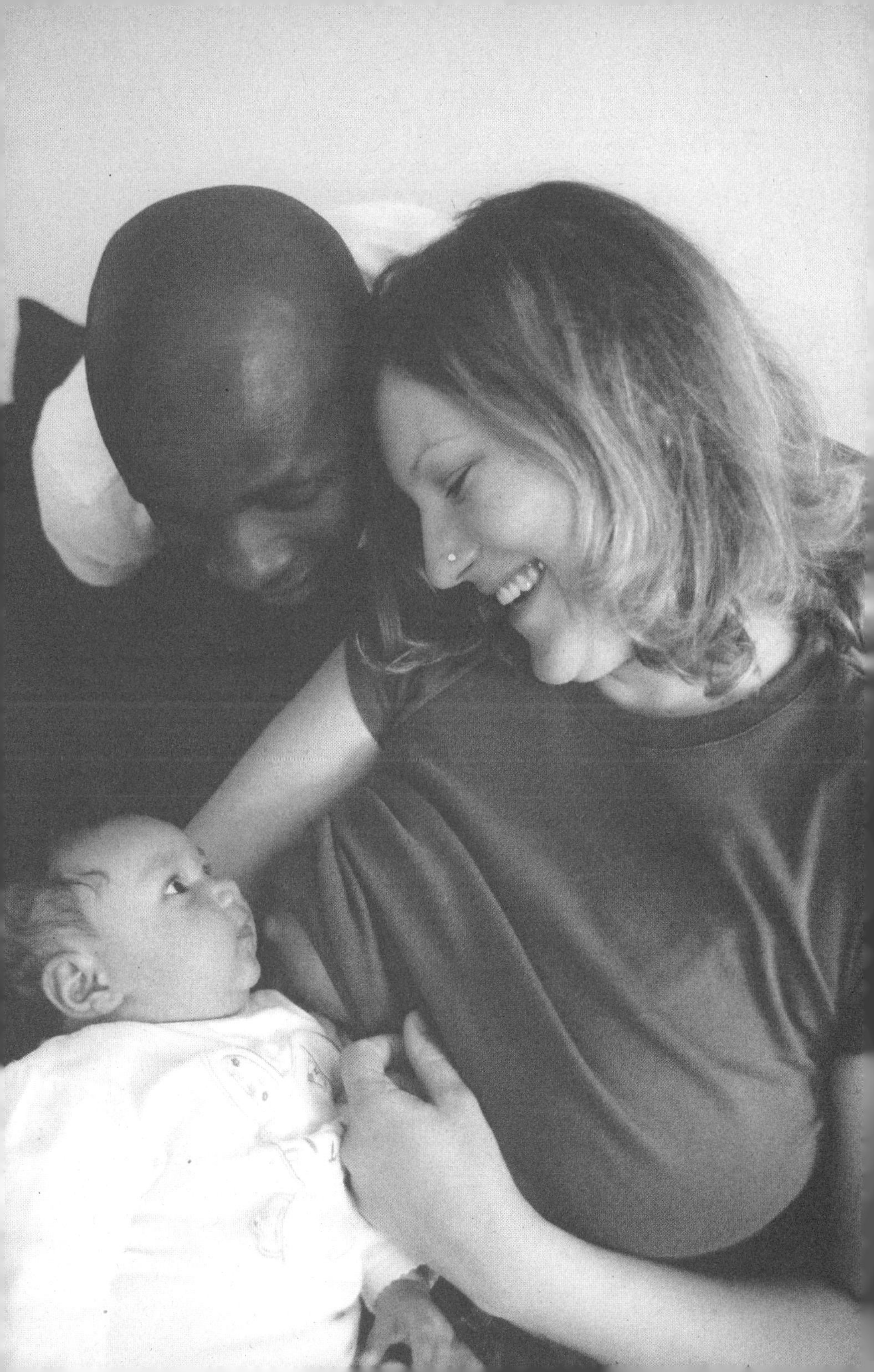

En parler à des amis qui sont passés par là, se distraire, se faire un régime très vitaminé, faire du sport, ou aller voir un bon psychothérapeute.
La marche à suivre si vous avez peu de moyens, si vous êtes mal entourée : prendre rendez-vous avec l'assistante sociale du secteur, lui exposer le problème et appliquer ses directives pour se faire aider. C'est important pour vous, pour votre bébé, pour votre couple et votre famille. Traitez ce passage douloureux comme l'on traite un rhume, vous n'êtes pas une mère incapable ou une perpétuelle insatisfaite : vous avez un gros rhume au cœur, il se soigne comme n'importe quel rhume ! Si vous ne le soignez pas tout de suite, il risque de dégénérer, et là, ce serait beaucoup plus grave !

Quelle place a le père d'un bébé au sein ?
En premier lieu, il est important de ne pas confondre allaitement et érotisme, n'en déplaise à certains psys – hommes qui n'ont jamais allaité ni été enceints !
Le problème est que dans nos sociétés où l'allaitement se fait rare dans les rues, le sein est totalement érotisé. Une femme indienne ou africaine qui a les seins à l'air n'excite pas les hommes car les seins sont tout simplement la nourriture des bébés. Chez nous ils évoquent les fesses (les *soutifs* pigeonnants sont fait pour çà !) et le sexe. Cela complique beaucoup la vie des mamans qui allaitent et qui aimeraient bien souvent ne pas avoir à se cacher. Car il existe encore des belles-mères qui exigent que l'allaitement se passe dans la chambre à l'abri des regards, comme s'il s'agissait d'un acte impudique ! Il existe des jeunes femmes qui se sentent déshabillées en donnant le sein. Des maris qui ne supportent pas qu'un autre qu'eux-mêmes voit un centimètre carré de la peau du sein de leur femme. Le papa peut donc éprouver une certaine confusion, selon la qualité de son entourage.

Si la maman éprouve un plaisir bien maternel en donnant le sein, on doit admettre qu'elle ne l'a pas volé et même qu'elle l'a bien mérité !
C'est une petite compensation à la grossesse, à l'accouchement, parfois à la césarienne ou à l'épisiotomie, sans compter les douleurs des seins durant les premiers jours ou les premières semaines. Et il faut ajouter à tout cela la charge de toute une vie !
Mais on peut comprendre que devant une harmonie aussi parfaite entre la mère et son enfant, le papa puisse se sentir parfois un peu exclu. Il est probablement plus difficile de devenir père que mère, car le papa n'a pas porté son enfant, il ne peut pas l'allaiter. Si de nombreux pères se disent très fiers que leur femme allaite et d'autant plus satisfaits que leur bébé est beau, en excellente santé, que les compliments sur l'éveil et l'intelligence, la robustesse de leur fils (ou de leur fille) ne manquent pas, nombreux sont aussi ceux qui ont envie de prendre la fuite, qui se sentent de trop ou oubliés dans cet univers de nursery, dans cette maison qui sent le bébé partout ! Cette maison où il faut désormais baisser la sono, parler doucement, ne plus claquer les portes, passer une heure à se préparer avec le bébé à chaque fois qu'on veut mettre le nez dehors.
Être parent exige bien des sacrifices, des renoncements, induit des devoirs et des responsabilités et change votre jolie femme sexy en belle madone aux seins bien occupés ! Trop occupés ! Voilà pourquoi il est important de décider de faire des bébés à deux, de prendre son temps pour observer, admettre les changements importants de la vie quotidienne. Comprendre que l'on gagne autant que l'on perd, que la vie est différente et qu'avec de l'organisation et de l'intelligence, on pourra quand même réaliser son rêve de tour du monde à la voile ou à dos de chameau !

Les exemples ne manquent pas ! Personne n'est obligé de se construire une vie qui ne tourne qu'autour des enfants, ce qui est très mauvais pour eux car ils ne doivent surtout pas être le centre du monde de leurs parents. C'est beaucoup trop lourd à porter ! Pour que les petits puissent s'épanouir, aller vers les autres, il faut qu'ils comprennent que le bonheur de leurs parents ne dépend pas d'eux, que leurs parents ont d'autres centres d'intérêt, d'autres passions dans la vie que leurs enfants. Françoise Dolto l'a écrit, décrit, expliqué dans tous les sens dans son œuvre monumentale sur ces sujets. Elle a passé une bonne partie de sa vie à dénoncer l'univers rétréci, étouffant des familles qui tournent entièrement autour de leurs enfants, de ces parents qui ne vivent et ne travaillent que pour eux, leur faisant porter la responsabilité de leur malheur, de leur détresse s'ils ont un jour envie de fuir le plus loin possible cette passion écrasante pour eux. *« Avec tout ce que nous avons fait pour toi »*. Aucun enfant n'a jamais demandé ni souhaité le sacrifice de ses parents, qui est un vrai handicap pour lui. Une chaîne, un boulet !
Alors, après avoir été *la préoccupation maternelle primaire*, autrement dit la mère parfaite des premiers mois dont parle Winnicott, celle qui répond toujours instantanément à toutes les demandes, celle qui les devine, les pressent, les devance, il est temps de devenir *la mère suffisamment bonne*, celle qui ne répond plus au moindre soupir de travers, celle qui sait dire à son bébé : *« Attends, je vais venir, je suis au téléphone »*, celle qui sait faire attendre cet enfant qui apprend à supporter, à accepter sans angoisse la frustration de l'absence et du manque. Cela se passe en général vers le troisième mois. Le rôle du père est à ce moment fondamental. C'est lui qui va rassurer sa femme inquiète de ne pas répondre tout de suite aux demandes du bébé. Lui qui va l'aider à être une mère suffisamment bonne mais pas esclave de son

enfant. Lui qui décidera un jour de partir en week-end sans enfant pour que la mère découvre qu'aucune catastrophe ne s'est produite en son absence, que son bébé a bien survécu sans elle et elle sans lui. Que personne sur cette terre n'est indispensable à personne, ce que l'enfant doit absolument apprendre pour ne pas vivre dans l'angoisse. Tout le monde est remplaçable : il y a la nounou, les oncles et les tantes, les grands-parents, les parrains et marraines, les amis et même la société avec la crèche, l'école.
Voilà bien des sentiments difficiles à accepter quand on vient de mettre au monde son enfant et qu'on l'allaite. On se sent indispensable, irremplaçable, personne ne peut faire aussi bien que nous, l'enfant fait encore partie de soi. Il boit la vie au sein de sa mère. Le père a un rôle capital à jouer dans la séparation de l'enfant et de sa mère. S'il ne tient pas son rôle, c'est toute la famille qui se trouve en déséquilibre et un sentiment d'insécurité s'installe. Or l'insécurité chez un jeune enfant se traduit par une provocation permanente, de l'agitation, une opposition excessive, de la bouderie, de l'irrespect pour les parents et les adultes qui l'entourent.

La sexualité pendant l'allaitement

C'est l'occasion pour l'homme de découvrir une autre relation de couple dont la sexualité est un peu ralentie par une hormone nommée prolactine. C'est elle qui induit cette belle harmonie mère-enfant. Mais cette harmonie est d'autant plus belle que le père aime la maman et le bébé.
C'est l'occasion pour la femme de trouver, d'inventer d'autres manières de donner du bonheur à son compagnon tant que la sexualité ne peut reprendre normalement. Une césarienne, une épisiotomie, les pertes qui suivent l'accouchement ne sont pas idéales pour une sexualité accomplie.

Plus le papa entoure et protège la maman, mieux la sexualité du couple renaîtra ensuite. Toutefois, certains couples n'ont aucune rupture dans leur sexualité. Mais une femme qui se forcerait trop tôt après l'accouchement mettrait en danger sa relation car elle courrait le risque d'en garder de la rancœur.
Il existe aussi des hommes qui, ayant assisté à l'accouchement, n'ont plus aucune envie sexuelle ensuite car femme cet événement peut être très traumatisant, surtout si le père se met du même côté que le médecin (ce qui n'est certes pas sa place !)
Le plus important est donc d'en parler avant la naissance, pendant la grossesse. On peut espérer aujourd'hui où nous pouvons avoir des enfants par choix, à un âge plus mûr et être mieux informés que de moins en moins de pères seront malheureux de voir leur femme allaiter longtemps leur bébé.
Bien des mamans aussi s'épanouissent sexuellement après la naissance de leur premier enfant. L'attitude du père envers la mère et l'enfant ayant augmenté la confiance et l'amour qu'elles avaient déjà pour leur mari. En découvrant qu'elles peuvent s'en remettre totalement à lui, elles en font autant côté sexualité.

Les rapports sexuels

Lorsque tout va mieux, que l'épisiotomie n'est vraiment plus douloureuse, que le périnée a retrouvé sa souplesse, que la cicatrice de la césarienne ne fait plus mal, la vie sexuelle peut reprendre avec bonheur. Toutefois, les seins restent très douloureux au toucher, il faut, messieurs, les caresser avec la plus grande légèreté, la plus grande douceur. Chez certaines femmes, des gouttes de lait peuvent perler au moment des relations sexuelles, au point de les obliger à porter un soutien-gorge. Mais en général ce phénomène

disparaît au troisième mois de lactation.
Attention à ceux qui prétendent que l'épisiotomie n'est pas grand-chose, que c'est un prétexte qu'utilisent les femmes pour ne pas répondre à la demande de leur mari ! Un mari un peu attentif est tout à fait apte à comprendre que l'accouchement n'est pas vraiment facile ni indolore, que l'épisiotomie est la coupure de trois épaisseurs de tissus qui mettent un certain temps à cicatriser et encore plus de temps à retrouver leur souplesse chez la plupart des femmes. La douceur, la compréhension, la patience, tout cela fait partie intégrante de l'amour dans un couple !
En conclusion, ne soyez pas trop pressés messieurs et mesdames, n'attendez tout de même pas un an !

La contraception

Certains imprudents affirment que l'allaitement est le meilleur moyen de contraception ! Détrompez-vous. Des explications scientifiques essaient de vous démontrer que la prolactine bloque le cycle ovulatoire. C'est faux et archi-faux ! Même en allaitant votre bébé, vous pouvez en concevoir un autre dans le mois qui suit ! Les exemples ne manquent pas ! Cela est beaucoup plus lié à votre énergie sexuelle, votre fertilité qu'à la lactation ! Ne comptez surtout pas sur le fait que vous donnez le sein pour vous sentir protégée. Non seulement vous prenez le risque d'avoir un autre bébé trop tôt, mais très vite vous n'aurez plus de lait pour ce petit dernier.
Si la prolactine ralentit la libido, elle ne bloque pas le système ovulatoire !
On sait aujourd'hui qu'en temps normal une femme peut avoir plusieurs ovulations durant le même mois, d'où les résultats désastreux de la méthode Ogino et de celle qui se réfère à la consistance de la glaire cervicale. L'ovulation est très

liée à la vitalité et au désir d'enfant. Pendant l'allaitement, il est également possible d'avoir plusieurs ovulations par mois, même avant que les règles ne reviennent, d'où la fréquence des grossesses rapprochées dans les pays où la contraception n'est pas utilisée. Il faut donc avoir recours au préservatif masculin ou féminin, les pilules même les plus légères n'étant pas vraiment conseillées dès la naissance du bébé ! Au planning familial, vous pouvez vous procurer un diaphragme. Lorsque votre bébé aura 6 ou 8 mois, vous pourrez faire poser un stérilet.

Puis-je garder mon bébé contre moi dans mon lit ?

Sur toute la terre, des milliards de mamans et de papas gardent leurs bébés dans leur lit. Lorsqu'ils ont envie d'être seuls un moment, ils déposent l'enfant dans son berceau. À la tétée suivante, le bébé reprend sa place avec ses parents. Cela n'a jamais rendu les enfants dépendants, ces enfants sont en général plus vite autonomes que ceux qui ont eu leur chambre à eux dès la naissance. Aux États-Unis, on recommande de plus en plus aux jeunes parents de garder leur bébé contre eux. Tout le monde s'en porte beaucoup mieux et évite bien des levers fatigants la nuit aux deux parents. Une maman n'étouffe pas son bébé en dormant et ne le laisse pas tomber en bas du lit ! C'est pourtant ce que l'on vous dit parfois à la maternité tant cela exaspère de voir un bébé dormir sur sa maman comme cela se fait partout ! On vous dit que ce n'est pas hygiénique : va-t-on bientôt nous mettre des caméras de surveillance dans nos maisons ? On comprend que les personnels des hôpitaux soient rassurés de trouver chaque bébé dans son *berceau* de plastique, mais il faut comprendre aussi les bébés et leurs mamans qui se portent beaucoup mieux peau contre peau !

Jusqu'à quel âge puis-je le garder dans notre chambre ?

Chacun de nous sent à quel moment le bébé peut avoir sa chambre ou du moins son espace, selon la taille de votre logement. Faites comme vous le sentez. En général après six mois, c'est assez facile.

En réalité, dès les premiers jours, vous avez besoin de plus en plus souvent de poser votre bébé pour vaquer à vos occupations. Vous le mettez dans un couffin ou un berceau et il trouve cela très naturel. Il s'habitue donc très vite à dormir dans son lit. Plus il grandit, plus il dort seul dans son lit et ne vient qu'occasionnellement dormir avec vous. Il faut mettre le *holà* lorsque le bébé ne respecte plus vos temps de repos. En général, un bébé allaité par une maman sereine, bien entourée ne pose aucun problème de cet ordre.

Si vous n'arrivez pas à vous séparer d'un bébé d'un an qui sort de son lit pour venir dans le vôtre, faites-vous alors aider par de bons amis ou par votre médecin. C'est très rare !

Un bébé au sein est-il plus dépendant ?

Un bébé au sein est plus facilement autonome qu'un bébé au biberon pour la simple raison qu'il a été parfaitement sécurisé par le contact avec sa mère. Bien sûr il y a toujours des exceptions qui confirment la règle, mais alors le problème est ailleurs, il se situe dans l'histoire des parents qui ont besoin d'une aide psychologique. Il y a soixante ans, avec le développement des crèches et d'une certaine psychologie qui n'a plus cours, on a cru bon de séparer mères et enfants très tôt, dès l'âge de deux mois en les élevant en crèche. La maman déposait chaque matin son bébé à un guichet où il était débarrassé de ses vêtements personnels pour porter ceux de la crèche, les mêmes pour tout le monde. Tout cela au nom de l'hygiène. Le soir, par le même guichet, le bébé était remis à sa mère avec ses vêtements personnels. Les parents n'avaient pas le droit d'entrer dans les locaux de la crèche (toujours au nom de l'hygiène) et le bébé était ainsi coupé de tout ce qui le reliait à ses parents, y compris, bien sûr, l'allaitement qui était regardé comme un lien archaïque face au biberon si moderne. On a cru bien faire ainsi pour que les enfants soient plus vite autonomes. Le résultat fut exactement l'inverse, car ces bébés développèrent une angoisse d'abandon, ils ne se sentaient pas en sécurité. Ils furent la proie de nombreuses pathologies et il fallut se rendre un jour à l'évidence : les bébés ont besoin de leur maman, de leur contact physique, corps à corps. Le sein renforce ce lien, ce contact intime et convainc le bébé qu'il ne perdra jamais sa mère. C'est l'assurance de ce contact qui leur permet de s'éloigner ensuite, d'acquérir leur autonomie car ils n'ont plus jamais peur d'être abandonnés.

Comment l'aider à faire de vraies nuits ?

Dormir la nuit sans être réveillé par son bébé est le rêve de tous les parents et la réalité de tous les pays non-industrialisés ! Le problème m'est toujours apparu très simple. Dans les pays dits en voie de développement, les bébés sont le plus souvent portés toute la journée par femmes et hommes, grandes sœurs et grands frères. Ils sont ballottés, secoués, dans le bruit et la lumière, au soleil et sous la pluie. Leur sommeil diurne est léger, comme lorsqu'ils étaient dans le ventre de leur mère. Et la nuit, dans le calme et l'obscurité, ils font comme tout le monde, ils dorment, ainsi que leurs parents. C'est ce que j'ai fait avec tous mes enfants et je n'ai jamais su ce qu'est un bébé qui pleure la nuit. Même à Paris, je gardais les bébés près de moi ou sur moi toute la journée dans le mouvement, la lumière, les bruits normaux d'une vie de travail ou familiale. La nuit, ils dormaient et moi aussi ! Lorsque je vois dans les maisons ces petits écriteaux : « *Chut bébé dort !* » que j'observe des mamans gronder le grand frère parce qu'il crie (ce qui est indispensable à son âge de temps en temps !), demander à chacun de ne pas faire de bruit à trois heures de l'après-midi par un beau soleil, je ne m'étonne pas que la même maman se lamente que son bébé la réveille toutes les nuits, il n'a plus sommeil ! J'ai beau expliquer que c'est normal, la maman ne l'entend pas ! Elle continue d'ennuyer tout le monde avec le sommeil diurne du bébé qu'il faut protéger ! Pourquoi ? Afin de pouvoir mieux se plaindre ensuite du bébé qui ne dort pas la nuit ? C'est tout simplement aberrant ! C'est le monde à l'envers enseigné aux bébés ! Quand ces parents auront compris que le bébé sorti du ventre de sa mère peut continuer d'entendre tous les bruits de la vie auxquels il s'était accoutumé in utero, tels la sonnerie du téléphone, l'aspirateur, la tondeuse à gazon, les hurlements du grand frère qui crie victoire en haut du toboggan, ils finiront par dormir eux aussi ! Mais comment faire comprendre quelque chose d'aussi simple ? Je cherche encore ! « *Tu comprends, pendant qu'il dort, je peux me reposer moi aussi, ça me fait du bien* ». Oui, mais cette maman se reposerait mieux en dormant la nuit aux heures que la nature a prévues pour cela ! Elle prend à son tour l'habitude de dormir le jour quand son bébé dort et se plaint de ne pas avoir le temps de faire tout ce qui est nécessaire à la maison parce qu'elle ne dort pas la nuit. Une véritable histoire de fous que je vois tous les jours ! Et au moment où elle reprend son travail, c'est la catastrophe car au bureau, elle ne peut pas dormir pendant la sieste de son bébé qui continue à en faire de longues, protégées par la nounou qui, elle, peut vaquer tranquillement à ses occupations pendant ce temps-là, une histoire sans fin à dormir debout !

Dans nos contrées, en général, on essaie de faire une longue tétée le plus tard possible, vers dix ou onze heures du soir,

avec l'espoir que le bébé se réveillera le lendemain matin.
Mais voilà, à deux heures du matin, au moment où vous dormez le mieux, de petits cris discrets vous réveillent. Profitez des premiers sons émis pour lui parler sans vous lever. Dites-lui avec douceur et conviction *« je suis là, je t'aime. Tu peux dormir. »* Essayez de le faire tenir vingt minutes ou plus. Chaque nuit il se décalera et après quelques jours, il a toutes les chances d'attendre le lendemain, surtout si vos mangez bio et intelligemment ! Ceci est valable les premiers mois.
Mais si à 10 mois, votre bébé trouve intéressant de vous réveiller chaque nuit pour boire ou vous rejoindre dans votre lit, c'est alors au papa d'intervenir avec énergie, sans crier ni taper bien sûr, mais avec conviction. Il peut dire au bébé qu'il doit respecter le sommeil de ses parents, qu'il doit laisser ses parents dormir et mener leur vie de couple et que désormais, ils ne le prendront plus. La première nuit, il essaiera de pleurer une heure, la seconde nuit une demi-heure puis tout se calmera. Je sais, une heure la nuit c'est une éternité, mais il faut s'accrocher et tenir bon, le salut et le sommeil de tous sont à ce prix !

Grands frères et grandes sœurs jaloux : que faire ?
En général, c'est l'enfant entre 2 et 8 ans qui est jaloux de l'allaitement du bébé. Il ou elle le manifestera souvent par ce que nous appelons une régression, en faisant pipi au lit par exemple. Cela m'est arrivé avec ma fille aînée qui avait cinq ans de plus que sa sœur.
Un matin, Laurence avait fait pipi au lit. Je me suis bien rendu compte que l'événement était récent. Avec maladresse, j'ai interrogé : *« tu l'as fait exprès ou non ? » « Non, j'ai pas fait exprès ! »* Au lieu de me fâcher, j'ai demandé ensuite à Laurence à quel moment elle avait fait pipi. Elle m'a dit :

« quand tu as fait téter Mareva » qui avait 3 mois. Elle l'avait donc bien fait sciemment, mais je ne relevai pas. Une demiheure plus tard, j'ai parlé à Laurence. Je lui ai dit ceci : *« je comprends que tu es malheureuse de me voir m'occuper de Mareva sans cesse [d'autant que j'étais seule avec mes enfants]. Tu aimerais que je te fasse tout comme à Mareva, les couches, le sein, les jeux ? » « Oui ! »*, me répondit alors Laurence. Alors j'ai ajouté : *« moi, je veux bien, je suis d'accord. Seulement tu vois, Mareva me demande beaucoup de travail tous les jours (d'autant que je n'avais que des couches lavables, pas de machine à laver et j'allais chercher l'eau au puits avec un seau !). Donc, disais-je, Mareva me donne beaucoup de travail mais en échange, elle dort beaucoup, elle reste dans son lit ou dans un parc. Je ne suis pas obligée d'aller faire du vélo avec elle, je ne lui fais pas l'école, je ne lui raconte pas d'histoires, nous ne faisons pas de poterie ensemble, elle ne nage pas avec moi. Elle me laisse tranquille tout le temps où je ne m'en occupe pas. Et j'en ai bien besoin. Alors je veux bien te faire tout ce que je fais à ta petite sœur, les couches, le sein, les lavages et étendages, mais en échange, toi, tu fais tout comme Mareva, sinon, ce n'est pas juste pour moi. Tu dors autant qu'elle, tu restes sage dans ton lit pendant des heures, tu ne te promènes pas partout, je ne te fais plus l'école, comme à Mareva. Tu réfléchis et tu me dis si tu préfères être comme Mareva ou si tu veux être comme une fille de cinq ans. »* Une heure plus tard, Laurence est venue m'annoncer qu'elle préférait être grande et elle n'a plus mouillé son lit. Le problème n'était pas définitivement réglé pour autant. Mais je fis attention à partir de ce moment de bien lui faire prendre conscience des moments que nous passions seules toutes les deux pendant que sa sœur dormait. Ce n'est pas facile et la présence du papa est

tellement importante, car il peut s'occuper mieux de l'enfant plus grand. Mais la vie ne nous offre pas toujours les meilleures conditions de maternité et nos enfants doivent apprendre à partager leurs parents, ce qui est presque toujours bien douloureux. La conscience que nous en avons est très utile pour nous aider tous à vivre mieux ce difficile mais souvent inévitable sentiment de jalousie.
Cette jalousie peut se manifester de manière plus violente. Certains « grands » demandent à la maman de rendre le bébé à la maternité, de le rapporter très vite. Ou encore suggèrent de le passer par la fenêtre lorsqu'il pleure ! D'autres font tomber un objet « par erreur » sans « faire exprès » sur le bébé ou bien l'embrassent à l'étouffer. Un petit garçon de 5 ans a demandé à sa maman de mettre la petite sœur à la poubelle pour la ressortir beaucoup plus tard, dans très longtemps, quand elle sera grande ! Il existe de nombreux livres à lire aux petits enfants pour leur faire accepter cette situation peu à peu et nous devons rester très vigilants, surtout lorsque l'aîné a moins de 3 ans. Sur ce sujet, le pédiatre Marcel Ruffo a écrit de jolies choses bien utiles !
Le seul danger est de croire naïvement que l'enfant n'est pas jaloux. Il faut se représenter sa situation. Imaginez qu'un beau jour votre conjoint rentre à la maison en vous annonçant ceci : « *Je vais amener à la maison quelqu'un qui va vivre définitivement avec nous. Quelqu'un que j'aime autant que toi. Je t'aimerai toujours pareil, mais j'aimerai l'autre de la même manière exactement que toi ! Tu es content non ? Tu vas voir ce sera formidable. Ça te fera un très bon ami ! Tu vas pouvoir faire des tas de choses avec lui. Et on achètera une grande voiture pour partir en vacances tous ensemble !* » Vous imaginez votre tête ?

Le sevrage et la reprise du travail

Combien de temps allaiter ?

Il n'y a pas de minimum et le maximum que l'on peut observer dans la nature se situe vers 3 ans. Nous connaissons des enfants qui ont été allaités plus longtemps, mais ce sont des exceptions. Une semaine est mieux que rien. Ensuite, c'est à vous de voir et à vous seulement ! Pour votre bébé, dix mois seraient un excellent départ, un an serait idéal.

Quelles sont les recommandations de l'OMS (*) ?

L'OMS préconisait naguère dix mois d'allaitement. Aujourd'hui, au vu des études plus récentes , elle préconise un an d'allaitement. Malgré les efforts des associations dans cette démarche, l'impression que dans certaines maternités on pousse les mamans à allaiter, la France reste, en Europe, le pays où l'on allaite le moins. Le Docteur et chercheur de classe internationale Dominique Lanzmann-Petithory qui s'appuie sur les études américaines et néo-zélandaises recommande un an.

Qu'est-ce que le sevrage naturel ?

Tous les bébés et toutes les mamans ne peuvent qu'être satisfaits de ce sevrage idéal. C'est un sevrage qui se produit tout seul, après que le bébé a commencé à manger des fruits et des légumes. Il peut se produire assez tôt, c'est-à-dire vers 5 ou 6 mois (mais il est conseillé de garder au moins les tétées du matin et du soir !) ou plus tard après un an. Dans tous les cas, il se fait de manière très subtile dans une démarche réciproque. Le bébé commence à regarder sa mère en souriant au bout du sein. Il tète un peu puis réclame autre chose. On escamote une tétée. De son côté la mère a moins envie de donner le sein,

(*) Régulièrement répercutées par la revue Que Choisir ?

elle produit moins de lait. Jusqu'à 10 ou 12 mois, il vaut mieux garder quelques tétées de manière à ne donner aucun lait animal à l'enfant. Mais l'enfant mange de tout, tout en ayant le lait de sa mère.
Vers un an, le processus se déroule sur quelques jours ou sur une ou deux semaines et chacun reprend son autonomie. Le lait diminue tout seul, le bébé n'a plus envie de téter, il n'a ni sucette ni pouce en bouche, il a grandi, il a envie d'autre chose. C'est la situation idéale. La sécrétion lactée s'arrête enfin toute seule sans soucis pour la maman. Elle est le petit luxe que s'offrent les mamans qui allaitent longtemps malgré la reprise de leur travail. C'est autant une aubaine pour le bébé et pour le papa qui retrouve une femme qui n'est pas restée sur une frustration, un manque par rapport à l'allaitement. C'est le sevrage le plus naturel, celui qui respecte le mieux les rythmes, les désirs, les besoins de la mère comme de l'enfant. La plupart des mamans qui allaitent dix mois à un an connaissent ce bonheur.

Comment gérer un sevrage progressif ?

Le sevrage progressif est un sevrage décidé par la mère à une date qu'elle estime nécessaire pour la reprise de son travail ou parce qu'elle pense avoir assez allaité. Il s'étale en général sur trois à quatre semaines.
On utilise d'abord un biberon en choisissant une tétine à très petits trous de sorte que le bébé n'abandonne pas le sein trop vite si le biberon ne demande aucun effort. On commence souvent par une tétée au milieu de la journée, on choisit de préférence la tétée la moins nourrissante. Au fil des jours, on remplace toutes les tétées de la journée pour ne garder que celles du matin et du soir.
Une femme qui travaille peut très bien continuer d'allaiter en ne donnant que les tétées du matin et du soir ou bien même seulement celle du matin.

Cela est possible si les biberons sont équipés de tétines à très petits trous et que l'on donne au bébé un lait artificiel bio sans sucre ajouté. Il faut aussi que la maman s'allonge le plus possible chez elle, qu'elle dorme bien, qu'elle s'oblige à se reposer. Si l'on veut sevrer le bébé complètement, on remplace alors la tétée du soir et on termine par celle du matin. Ainsi, le lait de la maman diminue doucement, le bébé s'habitue lentement et chacun arrive à gérer à peu près ses émotions sans éprouver un trop grand sentiment de perte.

Que faire en cas de sevrage brutal ?

Un sevrage brutal est en général un sevrage que l'on n'a pas choisi. Il est occasionné par une maladie, une hospitalisation de la mère, un accident, un choc psychologique (le décès d'un proche, la perte d'un emploi, etc.).

Du jour au lendemain, ou presque, le bébé n'a plus le sein de sa mère. En général, il pleure, refuse le biberon, gémit la nuit, il est malheureux. Tout doit être fait pour le consoler, le réconforter. Mais tout doit être fait aussi pour consoler et réconforter la mère qui souffre tout autant ! Or le bébé ressent les douleurs de sa mère, même s'il ne la voit pas, et d'autant plus qu'il ne la voit pas. Lorsqu'elle est là, elle peut lui parler, l'embrasser, le caresser, le prendre contre son cœur dont il connaît les battements et qui le rassurent. Si la mère est séparée de l'enfant, c'est beaucoup plus difficile pour lui. Et contrairement à ce qui a souvent été dit et écrit, peu importe son âge. Un bébé qui ne sait pas manifester son désarroi souffre autant que celui de dix mois et qui est capable de crier. On le sait maintenant grâce à l'apparition de symptômes et de pathologies qui surgissent au moment de grands chagrins. Et ceci vaut pour la mère mais pour le père aussi.

Pendant la guerre américaine du Vietnam, lorsqu'un soldat américain était tué, on ne le disait pas immédiatement à son épouse enceinte. On attendait que le bébé soit né afin de ne pas traumatiser la mère pendant la grossesse. Des études sérieuses qui ont ensuite été confirmées par des études similaires menées en Israël ont montré que ces bébés étaient pour la plupart atteints de pathologies cardiaques graves avec malformations datées du moment de la mort de leur père [*].

On voit là comment les pères sont aussi reliés au plan émotionnel à leurs bébés (et futurs bébés) que les mères. Ceci montre que le père peut se sentir profondément père tout autant que la mère est mère ! La paternité peut être ressentie de manière aussi puissante que la maternité.

En conséquence, si votre bébé est victime d'un sevrage brutal, n'oubliez pas de consoler la mère et le père, et sachez que les paroles et l'affection du père, qui peut dormir à côté de son bébé si la maman n'est pas là, sont les meilleurs remèdes.

Comment arriver à caler les horaires du bébé sur ceux qui nous conviennent (à la crèche) ?

Le congé officiel après la naissance est de deux mois. Quand on allaite, on peut obtenir un mois de congé « pathologique » supplémentaire. Pourtant l'allaitement n'est pas une pathologie ! Mais c'est ainsi, il n'y a pas de congé pour allaitement. Toujours est-il que les bébés au biberon sont trop souvent calés dès la maternité sur les horaires des crèches et des écoles. (sans oublier les changements d'heures d'été et d'hiver !)

Comment faire avec un bébé au sein ? Quelques semaines avant de confier votre bébé, renseignez-vous sur les horaires de la crèche. Puis, décalez les repas de votre bébé de quinze ou vingt minutes à la fois, très progressivement. Il se mettra au rythme de la crèche. Ainsi il tétera le matin et le soir et si vous pouvez obtenir l'autorisation de sortir une heure au milieu de la

(*) Parues dans Le *Concours médical* et dans le *Times* américain en 1983

journée pour le faire téter, n'hésitez pas. Les puéricultrices ou la nounou risquent de vous le déconseiller, vous dire que cela le perturbera beaucoup plus de vous voir au milieu de la journée plutôt que de ne pas vous voir du tout. N'en croyez surtout rien, c'est un regard d'adulte. Pour votre bébé, le temps est vraiment très long. Les premiers jours, il sera un peu déconcerté de vous voir disparaître deux fois. Mais ensuite il sera très heureux et vous aussi. En général, ce sont plutôt les personnes qui les gardent qui n'apprécient pas trop d'être vues en plein travail, mais c'est leur problème, pas le vôtre !

Comment allaiter en travaillant ?

Si vous allaitez en travaillant, veillez à manger le mieux possible au moins durant les repas que vous faites chez vous. Faites un petit-déjeuner très complet, en rentrant chez vous faites un goûter de céréales complètes puis un bon dîner.

Dès que vous arrivez chez vous, essayez de vous allonger au moins un quart d'heure ou une demi-heure, cela favorisera la production de lait et vous fera du bien. Soyez très consciente que vous avez besoin de repos avant tout. N'ayez pas peur de paraître égoïste. Si vous êtes fatiguée, cela s'en ressentira sur tout le reste de la famille et sur votre santé. Les nounous ne sont pas tenues d'accepter que vous veniez à midi allaiter votre enfant. Elles sont chez elles, elles travaillent et peuvent estimer que vous n'avez pas à faire intrusion dans leur journée. Cherchez alors assidûment la nounou qui acceptera votre passage chaque jour. Ce sera bien sûr la vraie perle car elle vous encouragera toujours à allaiter ! En général, cette nounou l'aura elle-même pratiqué avec ses enfants et vous sera d'excellent conseil.

Mémo pour que ça marche

Ce qui favorise l'allaitement

La confiance en soi

Vous avez été capable de donner la vie, vous êtes donc capable d'allaiter et d'élever comme il le faut cet enfant.
Un compagnon (et père) compréhensif et protecteur. Une maman choyée et heureuse a beaucoup de lait.
Un entourage familial encourageant qui ne pense qu'au bien-être, au confort de la maman et lui fait entière confiance. Fuyez les personnes qui vous racontent comment elles n'ont pas pu allaiter, celles qui mettent en doute vos capacités, et qui se permettent de vous conseiller ou pire, de vous critiquer !
Des amies qui allaitent longtemps avec bonheur sauront vous guider utilement. En cherchant bien, vous en trouverez.
Un entourage médical respectueux des désirs de la maman et de ses rythmes avec le bébé. On n'impose pas d'heures de tétée à un bébé au sein, d'autant que le lait maternel est digéré en une heure et demie, contre trois heures pour le lait artificiel.

Une alimentation de qualité

Souvenez-vous que les vaches ne boivent pas de lait. Ce n'est donc pas avec une abondance de produits laitiers que vous fabriquerez du lait ! Consommez des céréales complètes, des légumes, des fruits, des graines oléagineuses, des graines germées, des légumineuses et tous les fruits de saison. Consommez de bonnes huiles (au moins trois cuillerées à potage par jour en huiles de première pression à froid bio) et du miel.

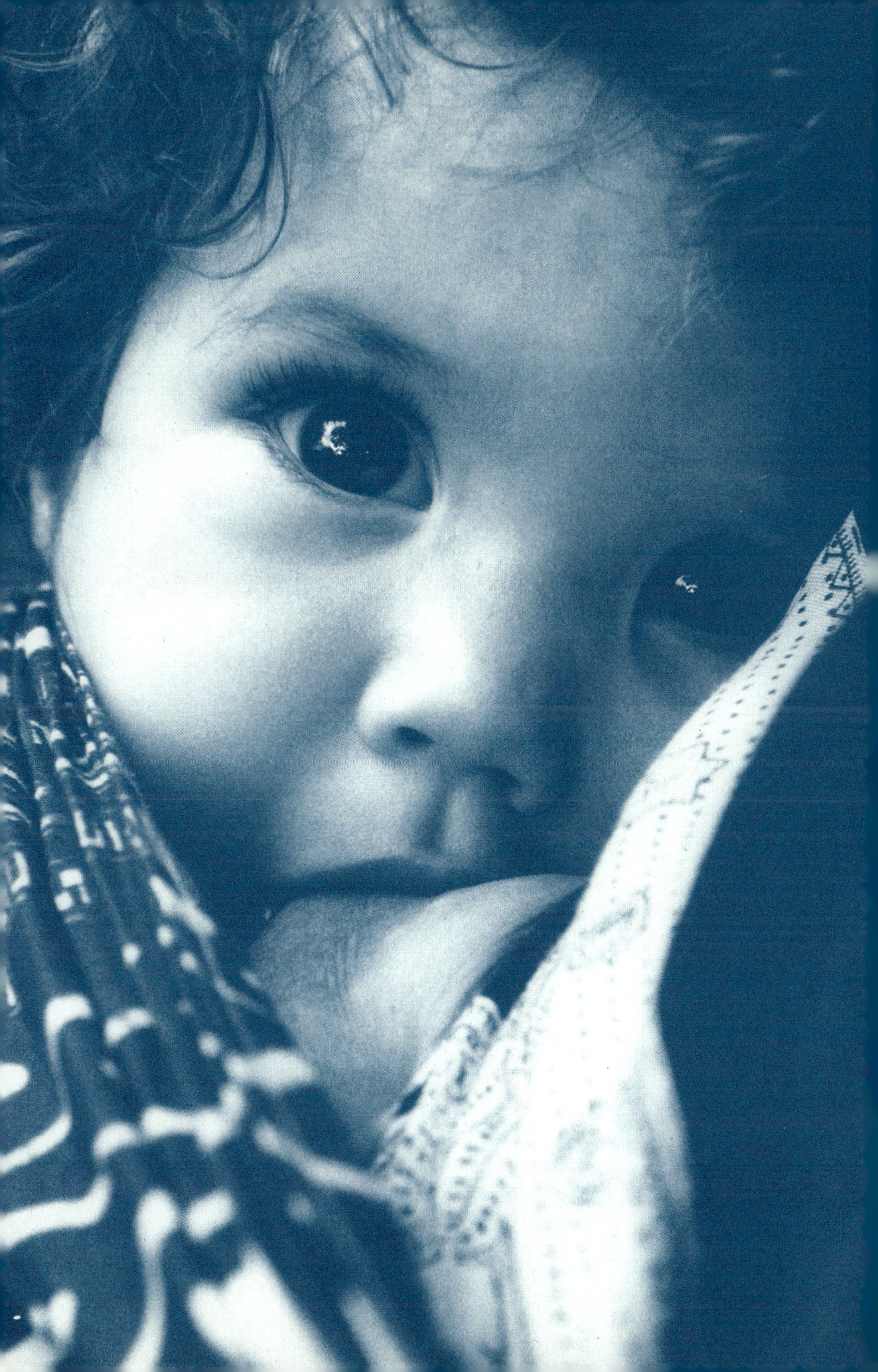

Le repos

Un bébé n'a pas besoin de vêtements et de draps bien repassés, il lui faut une maman reposée. Profitez des moments où votre bébé dort pour faire comme lui. Tant pis pour le ménage et les rangements, ils attendront quelques semaines. Plus vous serez reposée et mieux votre lait montera. Ne manquez jamais une occasion de vous allonger : c'est en plus un gage de longévité !

Ce qui défavorise l'allaitement

Une mauvaise santé, une fatigue profonde.
Si vous êtes en mauvaise santé, votre corps se protège et produit d'autant moins de lait que vous êtes dans un pays où existe le biberon. Pendant les guerres et les famines, on voit des mères allaiter sans problème pour le bébé, mais elles sont alors exténuées. Si vous êtes de santé fragile, il est évident que vous devez donner le biberon : votre bébé a besoin d'une maman en bon état et pour longtemps !

Une mauvaise alimentation.
Si votre alimentation est du type « rapide » et industrielle, du genre bifteck surgelé, pizza toute faite, purée en poudre et pâtes blanches, votre lait sera moins riche, et pour vous protéger, votre corps hésitera à puiser dans vos os et vos muscles les éléments nécessaires. Vous aurez donc moins de lait, il sera moins savoureux et moins nourrissant.

La peur de ne pas être capable.
Nos émotions, notre anxiété provoquent la crispation de nos fascias et perturbent les sécrétions hormonales. Dites-vous bien que lorsque l'on a des yeux, on peut voir et lorsque l'on a des seins, on peut allaiter ! Sauf exception très rare, vous êtes capable !

Les commentaires négatifs (ou jaloux) de l'entourage.
J'ai connu une jeune femme qui avait décidé d'allaiter son bébé. Elle pensait être en accord avec son mari qui n'avait opposé aucune objection. Lorsque le bébé eut trois jours, le père commença à demander à sa femme si elle avait l'intention de *« faire ça »* longtemps. Surprise, elle répondit :

« au moins trois mois ! ». En rentrant de la maternité, elle découvrit que, sans rien lui dire, son mari avait acheté le stérilisateur, les biberons et le lait artificiel, posés en évidence sur la table : elle perdit son lait immédiatement. Le choc avait été trop brutal. Un an après, ils étaient divorcés. Cette histoire montre que cet homme n'avait eu aucune préparation à devenir papa. Il serait souhaitable que les futurs pères puissent recevoir une information, que ceux qui en ont besoin trouvent une aide psychologique à un moment de très grand bouleversement, comme la naissance d'un enfant.

Les biberons de complément.
À la maternité, n'acceptez aucun biberon de complément. Si votre bébé a faim, il appellera. S'il ne grossit pas assez vite selon le personnel de la maternité, faites-vous apporter par votre famille du miel, des amandes ou mieux, de la purée d'amandes, des noisettes, du pain bio complet et consommez-en à volonté. Le poids de votre bébé remontera très vite ! Si vous avez eu une césarienne et que l'on attend l'arrivée des « gaz » avant de vous alimenter normalement, buvez (à volonté) du miel d'acacia bio au bocal le matin à jeun, consommez de la purée d'amandes et de noisettes et des agrumes (mangez le fruit entier, ne consommez pas des jus !). Cela favorise le rétablissement de l'intestin et votre lait sera beaucoup plus riche !

L'obligation de peser le bébé avant et après chaque tétée.
Si le personnel des maternités savait la détresse d'une maman à qui l'on dit : *« oh ! Il n'a pris que dix-huit grammes ! »* quand il en aurait fallu vingt-cinq, ces pesées seraient supprimées. Idéal pour donner à une jeune maman fatiguée le sentiment qu'elle est nulle, incapable. Vous avez le droit

de refuser tous les commentaires qui accompagnent ces mesures inutiles, une pesée par jour suffit largement pour les bébés sans problèmes particuliers.

Adresses utiles

Vous trouverez dans votre ville ou votre arrondissement une ou plusieurs associations pour l'aide à l'allaitement. Elles proposent généralement des réunions où animatrices et mamans échangent bons conseils et expériences. À fréquenter dès la grossesse. Elles assurent également des permanences téléphoniques pour répondre aux demandes plus urgentes.

Les associations sont nombreuses et il est impossible de les citer toutes.
Vous trouverez une liste plus complète sur le site
http://www.allaitement-informations.org/annuaire/annuaire.php.

Voici une présentation des plus connues :

• **La Leche League France**
Une association d'information et de soutien à l'allaitement très présente et efficace. Le répondeur national : 01 39 584 584 vous donne au jour le jour le nom et les coordonnées de l'animatrice de permanence.
Le site de la leche League - www.lllfrance.org - propose des dossiers thématiques pour aller plus loin (Jumeaux, prématuré, bébé adopté...).
Le site de la Leche League abrite une liste de discussion sur l'allaitement.
www.lllfrance.org/allaitement/lactaliste.htm
La leche League édite également une revue trimestrielle "Allaiter aujourd'hui".

• **Galactée**
Permanence téléphonique : 04 72 07 01 00 où l'on vous donnera les coordonnées d'une maman allaitante.
4 rue Bodin 69001 Lyon

• **Solidarilait**
26 bd Brune, 75014 Paris
Téléphone : 01 40 44 70 70
www.solidarilait.org/

• **La Cofam** (Coordination Française pour l'allaitement maternel) est une association qui oeuvre concrètement pour favoriser l'allaitement en France : organisation de la semaine de l'allaitement, congé maternité ou pause allaitement au travail etc. Elle a mis au point un "label" "Ami des bébés" décerné aux hopitaux et aux maternités. En 2006 5 labels seulement étaient décernés en France, avec une mention spéciale pour La Clinique Saint-Jean de Roubaix qui peut se targuer d'un taux d'allaitement exclusif supérieur à 75%.
www.coordination-allaitement.org/

Enfin, mention spéciale pour le site - http://maternage.free.fr - où vous retrouverez les photos de **Emmanuelle Sallustro** qui illustrent ce livre (et d'autres encore), des informations sur l'allaitement et des alternatives éducatives.

Chez le même éditeur

Elever son enfant... autrement

Ressources pour une éducation alternative
Catherine Dumonteil-Kremer
Préface Docteur Michel Odent

De l'haptonomie à l'accouchement « comme à la maison », du chant prénatal aux jeux coopératifs, Catherine Dumonteil-Kremer donne des pistes pour aider les parents à faire des choix d'éducation cohérents et respectueux de l'enfant.

L'auteur s'appuie sur des articles de spécialistes mais aussi sur des témoignages de parents « experts » en leur domaine qui ont eu la générosité de partager leur savoir-faire : fabrication d'un porte-bébé ou de couches lavables, allaitement du bambin, techniques non-violentes de résolution des conflits...

29,50 € - 324 pages - Format : 19 x 26 cm - Tout couleur
ISBN 2-84221-101-4

La Fessée

Questions sur la violence éducative
Olivier Maurel
Préface Alice Miller

Beaucoup de maux des enfants et des adultes (dépression, délinquance, tendance à avoir des accidents...) tiennent à la manière dont ils ont été traités au moment où leur cerveau se formait.

- D'ailleurs, les gifles et les fessées rendent-elles les enfants plus obéissants ?
- Améliorent-elles les apprentissages ?
- Pourquoi les châtiments corporels sont-ils si destructeurs ?
- Est-il possible d'éduquer sans frapper ?
- Comment faire ?

« Ce livre est un cadeau pour les millions de jeunes qui n'ont pas encore d'enfants. Un cadeau aussi et surtout pour tous les enfants à naître dont les parents auront eu la chance de le lire. »

Alice Miller

12 € - 128 pages - Format : 14 x 21 cm
ISBN 2-84221-132-4

Cuisiner bio mode d'emploi

Valérie Cupillard

Photographies Philippe Barret et Myriam Gauthier-Moreau

La diversité des ingrédients bio vous laisse rêveur. Que faire avec des azukis, des flocons de quinoa ou des huiles essentielles ?
Avec ces recettes de base, apprenez à les utiliser et adoptez-les au quotidien. Vous verrez qu'il n'est pas nécessaire d'acquérir des savoir-faire compliqués pour varier vos menus.

Cuisiner les ingrédients bio permet de diversifier et d'améliorer son alimentation.

15 € - 160 pages - photographies en couleurs - ISBN 2-84221-102-2

Légumes bio mode d'emploi

Valérie Cupillard

Photographies Philippe Barret et Myriam Gauthier-Moreau

Moins d'épluchage, moins de cuisson, plus de goût !
Le légume bio se prépare et se cuisine comme il a été cultivé : tout en douceur, dans le respect de sa nature et de notre santé.

Valérie Cupillard, spécialiste de gastronomie bio, s'est penchée sur 50 variétés de légumes pour nous proposer plus de 200 recettes séduisantes par leur modernité et leur simplicité.

Conseils clairs (faut-il ou non blanchir les blettes ?...), recettes de base ou recettes créatives, vous n'aurez plus d'excuse pour ne pas en consommer 10 par jour !

16,50 € - 192 pages - photographies en couleurs - ISBN 2-84221-144-8

Sans lait et sans œufs

Valérie Cupillard

Flans, crèmes, desserts, « mayonnaises »... tout est possible sans œufs ni lait ! Valérie Cupillard à trouvé des solutions végétales, originales et faciles pour remplacer le beurre, la crème, le fromage, le lait et les œufs.

Ce livre s'adresse aux personnes allergiques, à tous ceux qui sont soucieux de diversifier et d'équilibrer leur alimentation en réduisant les graisses saturées et le cholestérol, et aux végétaliens qui choisissent une alimentation 100 % végétale.

Plus de 200 recettes : Boule glacée à la noix de coco, Parmesan de noisettes, Béchamel à l'huile d'olive, Tartinade maison au marrons, Crème fondante au chocolat etc.

160 pages - 14 x 21 cm - 13 € - ISBN 2-84221-092-1

Desserts et pains sans gluten

Valérie Cupillard
Photographies Philippe Barret et Myriam Gauthier-Moreau

Se réconcilier avec la nourriture gourmande, même lorsque le gluten ne passe pas, tel est le pari de ce livre de recettes pas comme les autres. On y apprend à cuisiner la farine de riz, les flocons de châtaignes, la poudre d'amande... ces délicieux ingrédients qui sont naturellement exempts de gluten.

Pains et brioches dorés, gâteaux de fêtes ou biscuits du goûter, crêpes, petits déjeuners... toutes les occasions sont bonnes pour mettre la main à la pâte et régaler ses convives.

Il n'est pas rare que ce régime soit couplé à une suppression des produits laitiers, c'est pourquoi les recettes de ce livres sont sans caséine.

144 pages - Format : 22 x 28 cm - 25 € - ISBN 2-84221-133-2

Sans gluten, naturellement

Valérie Cupillard
Préface du docteur Jean Seignalet

Crème anglaise à la farine de châtaigne, farine de riz pour le clafoutis, poudre d'amande pour réaliser un fond de tarte... Valérie Cupillard sait trouver des solutions naturelles et gastronomiques qui respectent scrupuleusement le régime sans gluten.

128 pages - 11 € - 14 x 21 cm - ISBN 2-84221-085-9

Achevé d'imprimer par Présence Graphique
2, rue de la Pinsonnière - 37260 Monts
N° d'imprimeur : 100621870-3000